Anika S. Reddy

Deficiência física e a sua extensão numa comunidade

Anika S. Reddy

Deficiência física e a sua extensão numa comunidade

ScienciaScripts

Imprint

Cover image: www.ingimage.com

This book is a translation from the original published under ISBN 978-620-2-05297-9.

Publisher:
Sciencia Scripts
is a trademark of
Dodo Books Indian Ocean Ltd. and OmniScriptum S.R.L publishing group

120 High Road, East Finchley, London, N2 9ED, United Kingdom
Str. Armeneasca 28/1, office 1, Chisinau MD-2012, Republic of Moldova, Europe
Printed at: see last page
ISBN: 978-620-7-72295-2

À MEMÓRIA DO MEU PAI

FALECIDO SHRI H.K.MEENA,

(1952-2008)

QUE VALORIZAVA A EDUCAÇÃO - ACIMA DE TUDO

ÍNDICE

CAPÍTULO 1. INTRODUÇÃO

"As pessoas com deficiência não são apenas os seres humanos mais carenciados no mundo em desenvolvimento, são também os mais negligenciados."

-Amartya Sen

A deficiência é um estado dinâmico complexo e de natureza multidimensional. É definida como "restrição ou falta (resultante de uma deficiência) de capacidade para realizar uma atividade da forma ou dentro dos limites considerados normais para um ser humano". Descreve uma limitação funcional ou restrição de atividade causada por uma deficiência. As incapacidades são descrições de perturbações da função ao nível de um indivíduo. Exemplos de deficiências incluem a dificuldade em ver, falar ou ouvir; aprender, dificuldade em mover-se ou subir escadas; dificuldade em agarrar, alcançar, tomar banho, comer e ir à casa de banho, etc. (Organização Mundial de Saúde (OMS): Classificação Internacional de Deficiências, Incapacidades e Desvantagens (ICIDH), 1980)[25] .

As pessoas com deficiência são diversas e heterogéneas, ao passo que as visões estereotipadas da deficiência dão ênfase aos utilizadores de cadeiras de rodas e a alguns outros grupos "clássicos", como os cegos e os surdos[17] . O fenómeno da deficiência tem sido registado desde tempos muito antigos[41] . Trata-se de um problema que tem implicações médicas e sociais. A perda de produtividade resultante da deficiência pode resultar numa diminuição da qualidade de vida da pessoa com deficiência. A deficiência implica também stress emocional e financeiro para a pessoa que dela sofre, bem como para as pessoas que cuidam da pessoa com deficiência. É reconhecida como uma questão de direitos humanos. No passado, a resposta geral à deficiência consistia em oferecer uma compensação social através da caridade, que se transformou, ao longo do tempo, em direitos dos deficientes.

Os números actuais estimados pela OMS descrevem que as doenças somáticas não contagiosas, a desnutrição, o alcoolismo crónico, a toxicodependência e as doenças congénitas são as principais causas de deficiência a nível mundial, contribuindo cada uma delas com 100 milhões de casos. Outras causas principais de deficiência são as lesões/feridas (78 milhões), as doenças contagiosas (56 milhões) e as perturbações psiquiátricas funcionais (40 milhões). De acordo com as Nações Unidas, 10% da população, ou seja, 100 milhões de pessoas, sofrem de uma ou outra deficiência[3] e mais de 500 milhões de pessoas são portadoras de deficiência mental, física ou sensorial, independentemente da parte do mundo em que se encontrem; as suas vidas são frequentemente limitadas por barreiras físicas e sociais. Estes números tendem a aumentar com o tempo devido a guerras, acidentes, doenças e má nutrição. Cerca de 80% da população mundial com deficiência vive em países em desenvolvimento[41] .

De acordo com todas as contas, a Índia alberga o maior número de pessoas com deficiência do mundo[5] . O recenseamento de 2001 estimou o seu número em 22 milhões. No entanto, segundo muitos observadores, o número real de indianos com deficiência temporária e permanente poderá atingir os 50 milhões. De acordo com as estimativas de 58th round da National Sample Survey Organisation, em 2002, 18,49 milhões de pessoas na Índia são portadoras de deficiência. O número de pessoas com deficiência corresponde a cerca de 1,9% da população total do país, 75% das quais pertencem a zonas rurais. Este número aumentou de 13,67 milhões em 1981 para 16,36 milhões em 1991. Dos 18,49 milhões de pessoas com deficiência, 10,89 milhões (59%) são do sexo masculino e 7,56 milhões (49%) do sexo feminino. A prevalência da deficiência entre a população da Schedule Cast (2,23%) era ligeiramente superior à da população em geral, enquanto que entre a população da Schedule Tribe era visivelmente inferior (1,92%). Entre os principais Estados da Índia, a prevalência da deficiência era relativamente mais elevada em Jammu e Caxemira (3%), Orissa (2,8%), Kerala (2,7%), Tamil Nadu e H.P. (2,6% cada), enquanto era bastante baixa em Maharashtra (1,6%), Jharkhand, Punjab e Deli (1,7% cada), Karnataka e Andhra Pradesh (1,8% cada).

As pessoas com deficiência enfrentam longos períodos de negligência, isolamento, segregação, pobreza, privação, caridade e até humilhação. A situação das pessoas com deficiência na Índia não é uma exceção. A este respeito, o comportamento de procura de tratamento por parte das pessoas com deficiências é um fenómeno complexo e permanece largamente inexplorado na Índia. O comportamento de procura de tratamento das pessoas com deficiência depende não só de factores socioeconómicos mas também de factores culturais. A maior parte das deficiências pode ser evitada se o tratamento for iniciado a tempo.

O Governo da Índia estabeleceu vários programas e políticas para melhorar a qualidade de vida das pessoas com deficiências. Ainda assim, não mais de 2-3% das pessoas com deficiência puderam beneficiar dos serviços de reabilitação[65] .

O comportamento de procura de tratamento por parte das pessoas com deficiências é um fenómeno complexo no terceiro mundo e, em grande medida, inexplorado em países como a Índia.

O estudo das causas de morbilidade, mortalidade e deficiência pode dar uma ideia clara e aprofundada da situação da doença na população. Foram efectuados muitos estudos sobre as causas da morbilidade e da mortalidade, mas existem muito poucos estudos sobre as causas da deficiência, especialmente nos países em desenvolvimento. Na Índia, foram efectuados muito poucos estudos de base comunitária para compreender o padrão e a causa da deficiência. É importante compreender as causas das deficiências na população e definir uma melhor política de cuidados de saúde, programas e medidas conexas que possam servir de remédio para reduzir o peso das doenças. Não são efectuados muitos estudos para avaliar a causa e o padrão da deficiência. Os estudos tendem a generalizar a extensão do comportamento de procura de cuidados de saúde relacionados com a deficiência por parte das pessoas com capacidades diferentes. Por conseguinte, este estudo foi planeado para explorar o padrão de deficiência e o comportamento de procura de tratamento e reabilitação relacionado com a deficiência na população adulta, centrando-se nas questões-chave da deficiência e no padrão de comportamento de procura de tratamento e reabilitação relacionado com a deficiência na população adulta de uma zona urbana de Deli.

CAPÍTULO 2. REVISÃO DA LITERATURA

"O problema não é como eliminar as diferenças, mas como unirmo-nos com as diferenças intactas". - Rabindranath Tagore

A definição de deficiência é difícil, uma vez que abrange centenas de deficiências diferentes e inclui tanto condições temporárias como permanentes. Um certo grau de deficiência surge também como um processo natural de envelhecimento, designado por condições geriátricas, que podem ser retardadas, mas não podem ser evitadas. A deficiência é o melhor exemplo do fenómeno do iceberg da doença.

O QUE É A DEFICIÊNCIA? (Genebra OMS 1980 e 1993)[30]

A sequência de acontecimentos que conduzem à deficiência e à incapacidade foi apresentada pela Classificação Internacional de Deficiências, Incapacidades e Desvantagens (ICIDH) (OMS 1980), que criou as bases para os primeiros esforços a nível mundial para estimar estatisticamente as populações com deficiência.

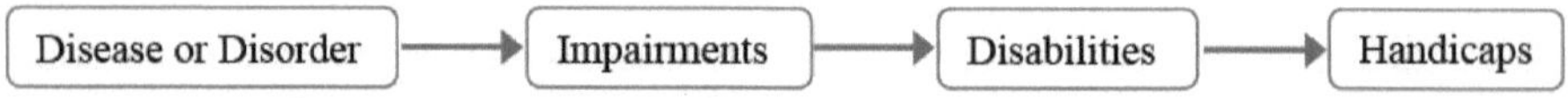

Figura 1 - Os fenómenos de incapacidade tal como foram conceptualizados na ICIDH original (OMS, 1980)

No âmbito do quadro da ICIDH, tal como ilustrado na **Figura 1**, o conceito geral de incapacidade é composto por três elementos específicos: deficiências, incapacidades e desvantagens, que estão ligados como causas e *consequências* uns dos outros.

CONCEITO DE DEFICIÊNCIA

Tomando como exemplo um acidente, a deficiência pode ser definida da seguinte forma (OMS 1981)

Acidente	Doença (ou distúrbio)
Perda do pé	Imparidade (extrínseca ou intrínseca)
Não pode andar	Deficiência (objectificada)

Acidente	Doença (ou distúrbio)
Desempregado	Handicap (socializado)

A intervenção na deficiência será frequentemente de carácter social ou ambiental, para além de médica. Enquanto a deficiência, que é a fase inicial, tem uma grande componente médica, a incapacidade e a deficiência, que são fases posteriores, têm grandes componentes sociais e ambientais em termos de dependência e de custos sociais.

Consoante o contexto, a deficiência tem sido definida em termos de aspectos médicos, económicos, sociais e psicológicos. A deficiência abrange a criança que nasce com uma doença congénita, como a paralisia cerebral, ou o jovem soldado que perde a perna numa mina, ou a mulher de meia-idade com artrite grave, ou a pessoa idosa com demência, entre muitos outros.

A deficiência física conduz a uma limitação funcional e a limitação funcional conduz a uma deficiência. A deficiência física, a limitação funcional e a incapacidade foram definidas pelo **Ministério da Previdência**, Governo da Índia, da seguinte forma

1. **Deficiência**: A deficiência é uma perda e/ou anomalia anatómica ou psicológica, permanente ou transitória. Por exemplo, a falta de uma parte efectiva, de um tecido, de um órgão ou de um mecanismo do corpo, como um membro amputado, uma paralisia após poliomielite, um enfarte do miocárdio, uma trombose cerebrovascular, uma capacidade pulmonar limitada, diabetes, miopia, perturbações da perceção, etc.

2. **Limitação funcional:** A deficiência pode causar uma limitação funcional, que é a incapacidade parcial ou total de realizar as actividades necessárias para as funções motoras, sensoriais ou mentais, dentro do alcance e da forma de que um ser humano é normalmente capaz, como andar, levantar cargas, ver, falar, ouvir, ler, escrever, contar, interessar-se e contactar com o meio envolvente. Uma limitação funcional pode durar pouco ou muito tempo, ser permanente ou reversível. Deve ser quantificável sempre que possível. A limitação pode ser descrita como "Progressiva" ou "Regressiva

3. **Deficiência:** A deficiência é definida como uma dificuldade existente no desempenho de uma ou

mais actividades que, de acordo com a idade, o sexo e o papel social do indivíduo, são geralmente aceites como uma componente essencial e básica da vida quotidiana, tais como os cuidados pessoais, as relações sociais e a atividade económica. Dependendo em parte da duração da limitação funcional, a incapacidade pode ser de curta duração, de longa duração ou permanente.

Do ponto de vista médico, a deficiência é a incapacidade física e a incapacidade de desempenhar normalmente as funções físicas.

Juridicamente, a invalidez é uma lesão permanente do corpo pela qual a pessoa deve ou não ser indemnizada.

A deficiência pode ser mental e física. Em termos gerais, pode ser classificada como (a) locomotora (b) visual (c) auditiva e da fala e (d) mental.

A deficiência pode ser dividida em 3 períodos.

Incapacidade total temporária - Período em que a pessoa afetada está totalmente incapacitada para o trabalho. Durante este período, pode receber tratamento ortopédico, oftalmológico, auditivo ou fonoaudiológico.

Incapacidade parcial temporária - Período em que a recuperação atingiu a fase de melhoria para que a pessoa possa iniciar algum tipo de atividade remunerada.

Incapacidade permanente - Danos permanentes ou perda de uso de alguma(s) parte(s) do corpo após ter sido atingida a fase de melhoria máxima [de qualquer tratamento médico] e a condição ser estacionária.

De acordo com a Lei do Governo da Índia de 1995 relativa às pessoas com deficiência (PWD), a deficiência inclui a cegueira, a baixa visão, a cura da lepra, a deficiência auditiva, a deficiência locomotora, o atraso mental e a doença mental;

Por **"pessoa com deficiência" entende-se** uma pessoa que sofra de pelo **menos 40%** de qualquer deficiência, certificada por uma autoridade médica. O grau e a extensão da deficiência dos três tipos, nomeadamente visual, auditiva e ortopédica, serão indicados do seguinte modo

a) Suave menos de 40 %

(imparidade)

b) Moderado 40-75 %

c) Grave 75 % ou mais

d) Profundo 100 %

PREVALÊNCIA E DISTRIBUIÇÃO DA DEFICIÊNCIA FÍSICA

O ***Disability Statistic's Compendium*** (DISTAT) da Organização ***das Nações Unidas*** (ONU) observou que as taxas de deficiência não são comparáveis em todo o mundo devido a diferenças na conceção, definições, conceitos e métodos dos inquéritos, uma vez que a proporção de pessoas com deficiência por população nacional varia entre menos de 1% no Peru e 21% na Áustria (ONU 1990).

Estima-se que 10% da população mundial sofra de alguma forma de deficiência ou incapacidade (Plano de Ação da OMS 2006-2011)[13].

Num inquérito mundial sobre a saúde realizado por Sophie Mitra et.al (abril de 2011)40 sobre "Deficiência e pobreza nos países em desenvolvimento" entre a população em idade ativa (18 - 65 anos), foi documentado que a prevalência da deficiência variava tremendamente, de um mínimo de 3% na RDP do Laos a um máximo de 16% no Bangladesh para a medida de base da deficiência. Verificou-se que a prevalência da deficiência é mais elevada nas mulheres do que nos homens em todos os países. A maior diferença na prevalência da deficiência foi observada no Bangladesh, onde a prevalência é de 23% entre as mulheres, em comparação com 10% entre os homens.

No mesmo estudo, a prevalência registada em vários outros países foi a seguinte

Região de África: Burkina Faso - 7,9%, Gana - 8,4%, Quénia - 5,3%, Malawi - 13,0%, Maurícia - 11,3%, Zâmbia - 5,8%, Zimbabué - 11,0%,

Região da Ásia: Bangladesh - 16,2%, RDP do Laos - 3,1%, Paquistão - 6,0%, Filipinas - 8,5%

América Latina e Caraíbas: Brasil - 13,5%, República Dominicana - 8,7%, México - 5,3%, Paraguai - 6,9%,

Num outro relatório (Disability at a glance, 2010)[14], da Comissão Económica e Social das Nações Unidas para a Ásia e o Pacífico (ESCAP), a prevalência da deficiência varia de país para país. As proporções de pessoas com deficiência em relação à população total registadas em vários países são as seguintes

Ásia Oriental e Nordeste Asiático China - 6,34% (ESCAP 2006), Hong Kong, China - 5,2% (2008), Japão - 5,0% (ESCAP 2006), Mongólia - 2,8% (2009), República da Coreia - 4,59% (2005).

Sudeste Asiático Camboja - 4,5% (ESCAP 2006), Indonésia - 1,38% (2006), República Democrática Popular do Laos - 8,0%, Malásia - 1,0% (ESCAP 2006), Myanmar - 2,8% (ESCAP 2006), Filipinas - 1,2% (2005), Singapura - 3,0% (2008), Tailândia - 2,9% (2008), Vietname - 6,4% (ESCAP 2006)

Sul e Sul - Oeste da Ásia Bangladesh - 5,6% (ESCAP 2006), Índia - 2,1% (2002), Nepal - 1,6% (ESCAP 2006), Paquistão - 2,5% (ESCAP 2006), Sri Lanka - 7,0% (ESCAP 2006), Turquia - 12,3 (2002)

Ásia do Norte e Central Azerbaijão - 4,9% (ESCAP 2006), Cazaquistão - 2,7% (2008)

Pacífico Austrália - 20,0% (2004), Fiji - (>10% 2008), Nova Zelândia - 20,0% (ESCAP 2006) Tonga - 2,8% (2006), Vanuatu - 2,0% (ESCAP 2006).

No Sudeste Asiático, a prevalência da deficiência varia entre 1,5 e 21,3% da população total, consoante a definição e a gravidade da deficiência[5]. Apesar do aumento da prevalência da deficiência a nível mundial, devido a várias razões, não tem sido dada muita atenção à sua avaliação, gestão e prevenção[13].

Num estudo transversal efectuado para determinar a prevalência e as características da deficiência no Nepal Oriental por Karkee R (2005)[63], foi encontrada uma prevalência de 4,87%; 51,72% de homens e 48,27% de mulheres com deficiência a viver em 8837 agregados familiares (com uma prevalência de 6,89%). Metade dos tipos de deficiência eram de origem física. A causa mais comum de deficiência foi a síndrome congénita (17,19%), seguida de lesão/acidente (11,45%). O início da deficiência começou geralmente aos cinco anos ou menos ou ocorreu entre os 19 e os 60 anos.

Num relatório sobre a "deficiência no Bangladesh: A situational analysis" do The Danish Bilharziasis Laboratory, Banco Mundial (2004)[15] mostrava 10,62 deficiências por 1000 habitantes.

Num outro estudo transversal (2006)[19] efectuado pelo Dr. Yohannis Fitwa et al. para determinar a prevalência e o impacto da deficiência no noroeste da Etiópia, a prevalência global da deficiência foi de 3,8%. A deficiência locomotora inferior foi o tipo mais frequentemente registado - 442 (47,0%) - seguida da cegueira 269 (28,6%), da motora superior 152 (16,1%), do atraso mental 97 (10,3%) e da perda de audição 78 (8,3%), respetivamente.

Num relatório (1998)[10] baseado num inquérito telefónico, ou seja, o Behavioral Risk Fator Surveillance System (BRFSS), que foi analisado pelo CDC (Centro de Controlo de Doenças) para descobrir a prevalência específica da deficiência entre adultos de 11 estados e do distrito de Columbia, verificou-se que a prevalência da deficiência ajustada à idade variava entre 13,6% (DC, Columbia) e 21,8% (Alabama) (mediana: 17,1%).

PREVALÊNCIA DA DEFICIÊNCIA FÍSICA NA ÍNDIA

Em 1981, as Nações Unidas declararam este ano como o Ano Internacional das Pessoas com Deficiência. Foi neste ano que foi efectuado o primeiro recenseamento das pessoas com deficiência na Índia independente. No entanto, o recenseamento foi interrompido no recenseamento de 1991. Esta prática estava a ser planeada para continuar no recenseamento de 2001. Mas a promulgação da 'Lei das Pessoas com Deficiência' (1995) e os protestos maciços de pessoas do sector das pessoas com deficiência que exigiam o seu direito a serem contadas tornaram a interrupção impossível[8].

No entanto, um novo relatório do Banco Mundial (2011)[70] sobre as pessoas com deficiência na Índia, observou que existem cada vez mais provas de que as pessoas com deficiência representam entre 5% e 8% da população indiana (cerca de 55 a 90 milhões de pessoas).

Sagar Borker et al. realizaram um estudo transversal (2008)[62] entre junho de 2005 e outubro de 2006 na zona rural de Goa. Concluiu-se que a prevalência global de deficiências era de 3,90%. Verificou-se uma associação estatisticamente significativa entre a idade, a educação, a profissão, o rendimento per capita e a prevalência da deficiência. Os principais tipos de deficiência eram a deficiência visual (41,80%), a deficiência auditiva e da fala (22,41%), a deficiência locomotora (19,39) e a doença mental (16,40%).

Noutro estudo transversal efectuado por Amarjeet Singh para avaliar o peso **da deficiência numa aldeia de Chandigarh** (2008)[3] , verificou-se que das 58 pessoas com deficiência (4,8%), 25 tinham duas deficiências (uma com 3 e outra com 4). O máximo de casos de deficiência (23/58, 39,65%) era visual {13 de grau ligeiro (56,5%), 9 (39,1%) de grau moderado e um (4,3%) de grau grave}. A deficiência locomotora foi observada em 12 casos (poliomielite 3, artrite 6 e pé deformado 3). Foram também registados dois casos de surdez.

R.R Pati (2006)[47] num estudo transversal "The prevalence and pattern of disability in rural Karnataka" concluiu que a prevalência da deficiência era de 2,02%. A prevalência era mais elevada entre as mulheres (2,14%) do que entre os homens (1,89%). A deficiência locomotora foi considerada o tipo de deficiência mais comum.

O NSS 58th round (2002)[17] indica que havia 13,67 milhões de pessoas com deficiência em 1981 e 16,36 milhões em 1991 (que tinham pelo menos um ou mais dos quatro tipos de deficiência - locomotora, visual, auditiva e da fala). No mesmo estudo, verificou-se que a prevalência da deficiência era de 1,8% e que 76% da população vivia em zonas rurais.

A deficiência mais comum foi a locomotora (57%), seguida da auditiva (17%), visual (15%), mental (11%) e da fala (12%).

DISTRIBUIÇÃO ETÁRIA

Sagar Borker (2008)[62] no seu estudo concluiu que a proporção de deficiência aumenta com a idade. À medida que a idade aumenta, a prevalência aumenta, mas não de uma forma totalmente linear. A prevalência máxima foi registada no grupo etário dos 60 anos ou mais (22,7%).

Pati R R. (2004)[47] num estudo transversal concluiu que a prevalência da deficiência é de 1,6% no grupo etário dos 5 aos 14 anos, 0,9% no grupo etário dos 15 aos 44 anos e 7,4% no grupo etário dos

45 aos 59 anos. A prevalência mais elevada registou-se no grupo etário dos 45 aos 59 anos.

Nos inquéritos do NSSO[17] , verificou-se que, para a população com idade inferior a 14 anos, a taxa de prevalência diminuiu nas zonas urbanas e rurais em comparação com 1991. Já para a população na faixa etária dos 15 aos 44 anos, as taxas de prevalência aumentaram nas zonas rurais e urbanas em 2001, em comparação com 1991. A outra tendência que se reflectiu foi a do grupo etário de 60 anos ou mais.

De acordo com o censo de 2001[6] da Índia, observou-se que a percentagem de pessoas com deficiência nos grupos etários activos de 20 a 59 anos era maior nas zonas urbanas do que nas zonas rurais. Isto pode ser atribuído ao facto de as pessoas em idade ativa nas zonas urbanas estarem muito mais expostas a modos mecanizados no local de trabalho e nas actividades do dia a dia do que as pessoas das zonas rurais. A proporção de pessoas com deficiência em idades mais avançadas (60 anos ou mais) também era mais elevada entre as mulheres do que entre os homens.

Num outro estudo transversal efectuado por Amarjeet Singh para avaliar o peso da deficiência numa aldeia de Chandigarh (2008)[3] . Verificou-se que a taxa de incapacidade era significativamente maior nas pessoas com 55 anos ou mais (31%) em comparação com 5,4% nos 25-54 anos e 0,1% no grupo etário <25 anos.

S. Patel (2009)[46] no seu estudo concluiu que a prevalência da deficiência locomotora (49%) e da fala (20%) era mais elevada entre a população mais jovem (menos de 15 anos). Por outro lado, a deficiência locomotora (51%), os problemas mentais (16%) e a audição (13%) eram as principais deficiências entre a população com deficiência em idade ativa. Por outro lado, as deficiências locomotoras (40%), visuais (30%) e auditivas (22%) predominam entre as pessoas com deficiência em idade avançada. Os resultados diferenciados por sexo também mostram que, entre os grupos etários, os homens têm um risco significativamente maior de ter diferentes tipos de deficiência do que as mulheres, exceto em idades mais avançadas para a deficiência visual e mental.

Num relatório (1998)[10] baseado num inquérito telefónico, ou seja, o Behavioural Risk Fator

Surveillance System (BRFSS), que foi analisado pelo CDC (Centre for disease control) entre os inquiridos com idades compreendidas entre os 18 e os 44 anos, a prevalência da deficiência variou entre 6,3% (DC, Columbia) e 12,8% (Novo México), e a prevalência global foi de 9,7%. A prevalência entre os inquiridos com idades compreendidas entre os 45 e os 64 anos foi de 22,1%, variando entre 16,6% (Rhode Island) e 31,2% (Alabama). A prevalência de incapacidade foi mais elevada entre os inquiridos com idade ≥ 65 anos (30,8%), variando entre 26,2% (Massachusetts) e 40,4% (Alabama).

DISTRIBUIÇÃO POR SEXO

Pati RR. (2004)[47] , num estudo transversal, verificaram que a prevalência da deficiência era menor nos homens (1,99%) do que nas mulheres (2,14%).

Sagar Borker et al. (2008)[62] efectuaram um estudo transversal na zona rural de Goa e descobriram que a prevalência da deficiência era mais elevada nos homens (4,2%) do que nas mulheres (3,6%).

De acordo com os registos do Censo de 2002[17] , entre a população com deficiência na Índia, 10,89 milhões são homens e 7,59 milhões são mulheres. Em termos de percentagem, 58% das pessoas com deficiência são do sexo masculino e 42% do sexo feminino.

Num relatório (1998)[10] baseado num inquérito telefónico, ou seja, o Behavioural Risk Fator Surveillance System (BRFSS), que foi analisado pelo CDC (Centro de Controlo de Doenças), verificou-se que a prevalência da deficiência era muito mais elevada entre as mulheres do que entre os homens (18,4% contra 15,7%). Entre as mulheres, a prevalência variou de 14,5% (Massachusetts) a 24,4% (Alabama); entre os homens, a prevalência variou de 10,4% (DC) a 20,3% (Arkansas).

LOCAL DE RESIDÊNCIA

De acordo com o Censo de 2001[6] , a percentagem de pessoas com deficiência residentes em zonas rurais era muito elevada, 77%, contra apenas 23% nas zonas urbanas.

LITERACIA

De acordo com o relatório NSS 58th (2002)[17] , 59% das pessoas com deficiência nas zonas rurais e 40% das pessoas com deficiência nas zonas urbanas eram analfabetas. Apenas 1,5% das pessoas com deficiência nas zonas rurais e 3,6% nas zonas urbanas receberam formação profissional através da iniciativa governamental.

De acordo com o recenseamento de 20016 , na Índia rural, a prevalência da deficiência era muito mais elevada (2,21%) do que na sua congénere urbana (1,93%). Também entre os homens, a prevalência da deficiência (2,37%) era significativamente mais elevada do que entre as mulheres (1,87%).

PERFIL SOCIOECOMÓMICO

Sagar Borker et al. (2008)[62] efectuaram um estudo transversal na zona rural de Goa. Verificou que a prevalência máxima de deficiência se encontrava na classe social mais baixa (10,5%).

Pati R R.(2004)[47] , num estudo transversal, concluiu que a prevalência da deficiência era mais baixa no grupo socioeconómico elevado, com 0,95%, 0,09% e 1,72% nos grupos socioeconómicos médio alto e baixo, respetivamente.

De acordo com os registos de 2002 do NSS[17] , uma parte substancial da população com deficiência da Índia (53% nas zonas rurais e 55% nas zonas urbanas) encontrava-se no grupo etário produtivo dos 15 aos 44 anos. 43% dos deficientes nunca se casaram, enquanto 39% estavam atualmente casados e um número significativo de 15% eram viúvos e cerca de 1% eram divorciados ou separados.

FACTORES ETIOLÓGICOS E CONTRIBUTIVOS

Sangram Kishor Patel (2007)[46] no seu estudo "An Empirical Study of Causes of Disability in India" (Um estudo empírico das causas de deficiência na Índia) concluiu que a deficiência locomotora era o tipo de deficiência mais prevalente que afectava a população de todas as idades na Índia. A poliomielite, lesões que não queimaduras, outras doenças, acidentes vasculares cerebrais, artrite, paralisia cerebral eram as principais causas de deficiência locomotora, enquanto a velhice, a catarata, o glaucoma e outras doenças oculares eram as principais causas de problemas visuais. O padrão de incapacidade variava consoante a idade. As deficiências locomotoras (49%), da fala (20%) e mentais (15%) foram mais elevadas na população mais jovem (menos de 15 anos). Por outro lado, a locomoção (51%), os problemas mentais (16%) e a audição (13%) foram as principais incapacidades entre a população com deficiência em idade ativa. Por outro lado, as deficiências locomotoras (40%), visuais (30%) e auditivas (22%) predominavam entre as pessoas com deficiência em idade avançada. Também os homens apresentavam um risco significativamente mais elevado de ter diferentes tipos de deficiência do que as mulheres, exceto em idades mais avançadas para a deficiência visual e mental.

Sagar Borker et al (2002)[62] efectuaram um estudo transversal na zona rural de Goa. As causas mais comuns de deficiência foram a catarata, a presbiacusia, a fratura e o atraso mental moderado. 15% das pessoas com mais de 60 anos de idade tinham cataratas. A prevalência de deficiência foi mais elevada nos homens (4,2%) do que nas mulheres (3,6%). A prevalência máxima de deficiência registou-se na classe social mais baixa (10,5%).

O inquérito NSSO[17] , tanto nas zonas rurais como urbanas, registou cerca de 33% de casos de deficiência desde o nascimento.

NÚMERO DE PESSOAS COM DEFICIÊNCIA NUM AGREGADO FAMILIAR

De acordo com o Censo de 2002[6] , cerca de 92% dos agregados familiares tinham uma pessoa com deficiência, 7% tinham duas pessoas com deficiência e os restantes 1% tinham duas ou mais pessoas com deficiência. Não se registaram variações significativas nas zonas rurais e urbanas em 1991 e 2002. Uma percentagem significativamente elevada, 7% a 8% dos agregados familiares, tinha mais de uma pessoa com deficiência em casa, o que era uniforme tanto nas zonas rurais como nas urbanas.

GRAVIDADE DA DEFICIÊNCIA ENTRE AS PESSOAS COM DEFICIÊNCIA

De acordo com a nsso de 2002[17] , cerca de 60% das pessoas com deficiência podem funcionar sem ajuda/aparelhos, enquanto 13% não podem funcionar mesmo com ajuda e aparelhos e outros 17%

podem cuidar de si próprios com a ajuda de ajuda e aparelhos. Cerca de 10% das pessoas com deficiência não experimentaram nem têm acesso a ajudas e aparelhos e, por conseguinte, não podem cuidar de si próprias. A proporção de pessoas com deficiência grave que não conseguem funcionar mesmo com a ajuda de auxiliares/aparelhos foi de 13,1% nas zonas rurais e de 14% nas zonas urbanas.

PESSOAS COM DEFICIÊNCIA E SITUAÇÃO PROFISSIONAL

De acordo com o NSS 2002[17] , cerca de 46% das pessoas com deficiência, tanto nas zonas rurais como urbanas, não tinham trabalho.

DEFICIÊNCIA VISUAL

A Índia foi o primeiro país do mundo a lançar um programa de controlo da cegueira (1976) a nível nacional. Na Índia, as definições gerais das diferentes categorias de deficiência foram adoptadas na Lei das Pessoas com Deficiência (Igualdade de Oportunidades, Proteção dos Direitos e Participação Plena), de 1995, bem como na Lei do Conselho de Reabilitação da Índia, de 1992.

Numa análise efectuada por Lalit Dandona e Rakhi Dandona[34] , através da revisão de dados de vários inquéritos de base populacional sobre a deficiência visual a nível mundial publicados (1996), verificou-se que o número total de pessoas com deficiência visual a nível mundial, incluindo a devida a erro refrativo não corrigido, foi estimado em 259 milhões, 61% mais elevado do que a estimativa da OMS baseada na definição da melhor acuidade visual corrigida. Isto inclui 42 milhões de pessoas com cegueira e 217 milhões de pessoas com deficiência visual menos grave, 14% e 75% mais, respetivamente, do que a estimativa da OMS baseada na melhor acuidade visual corrigida. Do total de cegueira a nível mundial, estima-se que 12,3% se deva a um erro refrativo não corrigido; e do total de deficiência visual menos grave, estima-se que 42,8% se deva a um erro refrativo não corrigido.

Num estudo transversal realizado por Serge Resnikoff et al. (2002)[50] sobre a deficiência visual global causada por erros refractivos não corrigidos na China. Calculou-se que 8 milhões de pessoas eram cegas e 145 milhões tinham baixa visão devido à falta de correção refractiva adequada na China.

Noutro estudo transversal de base populacional realizado por Shirzadeh E.et al. na população rural do Irão, com idades compreendidas entre os 3 dias e os 92 anos (2005)[59] . A taxa de prevalência de deficiência visual foi de 32%.

Abdulkabir A et al. numa análise retrospetiva dos registos de casos de 1413 pacientes consecutivos atendidos num consultório privado de optometria, na Nigéria (2010)[2] descobriram que as principais queixas oculares eram a perda e o desconforto dos óculos (33,9%), a visão de perto desfocada (32,8%) e a astenopia (20,9%). Os erros refractivos mais comuns incluem a presbiopia (35,3%), o astigmatismo hiperópico (240, 19,7%) e a presbiopia com hipermetropia (276, 22,7%). Apenas (59, 4,9%) tinham miopia.

Num inquérito de prevalência de base populacional realizado em Pequim, na China, para avaliar as causas da deficiência visual e da cegueira em chineses adultos numa região urbana e rural, verificou-se que 1,1% e 2,2% dos indivíduos, respetivamente, tinham baixa visão e 0,3% e 0,3% dos indivíduos, respetivamente, eram cegos por definição[72] .

Num outro inquérito a nível nacional realizado por Murthy S et al. para avaliar o impacto dos esforços nacionais acrescidos para o controlo da cegueira durante o período (2003)[22] através da metodologia de amostragem por grupos para documentar a magnitude e as causas da cegueira na Índia. A prevalência da cegueira (com uma visão <6/60 no olho melhor) foi de 8,5%. A prevalência variou de um mínimo de 4,2% a um máximo de 13,7% nos diferentes distritos. A prevalência de baixa visão (apresentando visão <6/18 - 6/60 no melhor olho) foi de 23,85%. A prevalência da cegueira foi associada à idade, ao sexo, à literacia, ao local de residência e à situação profissional.

Noutro estudo transversal efectuado por P K Nirmalan et al. no distrito do Sul da Índia (2002)43 . A prevalência da acuidade visual de apresentação e da melhor acuidade visual corrigida >6/18 em ambos os olhos foi de 59,4% e 75,7%, respetivamente. A visão atual <6/60 em ambos os olhos (a definição de cegueira na Índia) foi encontrada em 11,0%, e em 4,6% com a melhor correção. A cegueira atual foi associada à idade mais avançada, ao sexo feminino e ao analfabetismo.

Noutro estudo realizado por Maberley et al. (2006)[36] no Canadá para descobrir a prevalência da deficiência visual, a prevalência da baixa visão e da cegueira na população foi de 35,6 e 3,8 por 10 000 indivíduos (segundo a classificação da OMS).

Pati R R (2004)[47] constatou que a deficiência visual era mais comum (60%) nas mulheres do que nos homens (40,0%).

Noutro estudo transversal realizado no distrito de Bangalore, Karnataka, no sul da Índia, por Deepthi R et al (2011)[51] na população com mais de 60 anos de idade. 35,4% dos idosos tinham baixa visão e 12,6% eram cegos. 10,2% tinham cegueira combinada com deficiência auditiva.

Com o avançar da idade, registou-se um aumento significativo das deficiências visuais, auditivas e combinadas.

Noutro inquérito transversal de base populacional realizado por Mansur M Rabiu em pessoas com 40 anos ou mais numa comunidade rural do Estado de Katsina, no norte da Nigéria (2001)[37] . A prevalência da cegueira foi de 8,2%. E se a cegueira causada pela intervenção para a catarata (cirurgia ou cirurgia) for adicionada, pode ver-se que a catarata ou as causas relacionadas com a catarata são responsáveis por cerca de 56% de toda a cegueira.

Vilas Kovai et al[32] no seu estudo "Barriers to accessing eye care services among visually impaired populations in rural Andhra Pradesh, South India". A prevalência da deficiência visual na região era de 16,2% a 17,22% nos indivíduos com mais de 15 anos de idade.

CAUSAS

Lalit Dandona e Rakhi Dandona[34] referem que, do total de cegueira a nível mundial, estima-se que 12,3% se deve a um erro refrativo não corrigido e que, do total de deficiências visuais menos graves, estima-se que 42,8% se deve a um erro refrativo não corrigido.

Serge Resnikoff et al. (2002)[50] referem que os erros refractivos não corrigidos são a segunda causa de cegueira a seguir à catarata a nível mundial.

Noutro estudo transversal de base populacional realizado por Shirzadeh E.et al. na população rural do Irão, com idades compreendidas entre os 3 dias e os 92 anos (2005)[59] . Verificou-se que os erros refractivos eram a perturbação mais comum da visão (30%), seguidos respetivamente pela catarata 6,0%, ambliopia 2%, estrabismo 1,51%, glaucoma 0,67% e nistagmo 0,5%'

Noutra amostragem aleatória por conglomerados, estratificada e em várias fases, efectuada para determinar as causas da cegueira e da deficiência visual em adultos (>30 anos de idade) no Paquistão (2007)[4] , e para explorar as variações sociodemográficas das causas. A catarata foi a causa mais comum de cegueira (51,5%; definida como <3/60 no melhor olho à data da apresentação), seguida de opacidade da córnea (11,8%), afacia não corrigida (8,6%) e glaucoma (7,1%). Entre os deficientes visuais moderados (<6/18->6/60), o erro refrativo foi a causa mais comum (43%), seguido da catarata.

Num inquérito de prevalência de base populacional realizado em Pequim, China (2006)[72] para avaliar as causas da deficiência visual e da cegueira em chineses adultos numa região urbana e rural, verificou-se que a causa mais frequente de baixa visão/cegueira era a catarata (36,7% / 38,5%), seguida da miopia degenerativa (32,7% / 7,7%), do glaucoma (14,3% / 7,7%), da opacidade da córnea (6,1% / 15,4%) e de outras lesões do nervo ótico (2,0% / 7,7%). A degenerescência macular relacionada com a idade (DMRI) (2,0% / 7,7%) e a retinopatia diabética (0% / 7,7%) foram responsáveis por uma minoria de casos.

Noutro estudo transversal efectuado por P K Nirmalan et al no distrito do sul da Índia (2002)[43] , foi referido que a catarata era a principal causa de cegueira em pelo menos um olho em 70,6% das pessoas cegas. A prevalência da cirurgia de catarata foi de 11,8%, estimando-se que 56,5% dos cegos por catarata já foram operados.

Noutro estudo realizado por Maberley et al. (1996-2001)[36] no Canadá para descobrir a prevalência da deficiência visual. Entre os indivíduos com alguma perda de visão (visão pior do que 20/40), a catarata e a doença da via visual foram as causas mais comuns, representando em conjunto 40% da deficiência visual. A retinopatia diabética e o glaucoma foram menos frequentemente encontrados como causas de deficiência visual.

Noutro estudo transversal de base populacional efectuado por Mansur M Rabiu com 40 anos ou mais numa comunidade rural do Estado de Katsina, no norte da Nigéria (2001)[37] . As principais causas de cegueira bilateral na população estudada foram a catarata (44,2%), as opacidades da córnea (15,8%) e as complicações pós-intervenção (11,7%).

DISTRIBUIÇÃO POR IDADE DA DEFICIÊNCIA VISUAL

Num estudo transversal (2004)[57] realizado por Shashi Kant et al para determinar a morbilidade entre os idosos que residem numa colónia de reinstalação de Deli, verificou-se que 31% dos idosos tinham visão corrigida e 26% tinham deficiência visual ou eram cegos.

Num estudo transversal efectuado por Serge Resnikoff et al. (2002)[50] sobre a deficiência visual global causada por erros refractivos não corrigidos na China, o estudo mostra que a prevalência varia consoante a idade. Cerca de 12,8 milhões de pessoas no grupo etário dos 5 aos 15 anos sofriam de deficiência visual causada por erros refractivos não corrigidos ou inadequadamente corrigidos, o que corresponde a uma prevalência global de 0,96%. O número de pessoas com idades compreendidas entre os 16 e os 39 anos que sofriam de deficiência visual causada por erros refractivos não corrigidos era de 27 milhões, o que corresponde a uma prevalência global de 1,1%. Quase 95 milhões de pessoas com 50 anos ou mais eram deficientes visuais devido a erros refractivos não corrigidos: a prevalência situava-se entre 2% e 5% na maior parte das regiões do mundo, mas era de quase 10% na China e de quase 20% na Índia e na região de Searo.

Jamison DT et al (2006)[26] referem que a prevalência global da perda de visão, que afecta principalmente a população com mais de 40 anos, é função da idade. Calculou-se que mais de 82,2% de todos os indivíduos cegos tinham 50 anos ou mais. O aumento da esperança de vida resultou num número crescente de casos de cegueira relacionada com a idade (por exemplo, cataratas, glaucoma, degenerescência macular).

Num inquérito de prevalência de base populacional realizado em Pequim, na China (2006)[72] para avaliar as causas da deficiência visual e da cegueira em chineses adultos numa região urbana e rural, verificou-se que nos indivíduos com 40 a 49 anos de idade, a causa mais frequente de baixa visão e cegueira era a miopia degenerativa. No grupo etário dos 50 aos 59 anos, a causa mais frequente foi a catarata, seguida da miopia degenerativa. Nos indivíduos de 60 a 69 anos e no grupo etário de 70 anos ou mais, a causa mais frequente de baixa visão e cegueira foi a catarata, seguida da miopia degenerativa e do glaucoma.

Noutro inquérito a nível nacional realizado por Murthy S et al.(2005)[22] para avaliar o impacto dos esforços nacionais acrescidos de controlo da cegueira durante o período de 1999-2001 através de uma metodologia de amostragem por grupos para documentar a magnitude e a causa da cegueira na Índia. As pessoas com idade igual ou superior a 70 anos tinham um risco cinco vezes maior de ficarem cegas em comparação com as que tinham entre 50 e 59 anos.

A deficiência visual em geral era mais comum no sexo feminino do que no masculino.

Resnikoff et.al.in (2004)[50] no seu estudo descobriram que o número de mulheres com deficiência visual, tal como estimado a partir dos estudos disponíveis, era superior ao dos homens, mesmo após o ajustamento para a idade. Os rácios de prevalência entre mulheres e homens indicam que as mulheres têm mais probabilidades de ter uma deficiência visual do que os homens em todas as regiões do mundo: os rácios de estudos anteriores variam entre 1,5 para 1 e 2,2 para 1. A principal razão relatada foi o acesso reduzido das mulheres aos serviços de cuidados oftalmológicos.

Noutro estudo transversal de base populacional realizado por Shirzadeh E.et al. na população rural do Irão, com idades compreendidas entre os 3 dias e os 92 anos (2005)[59] . As mulheres e os residentes rurais apresentavam um risco marginalmente mais elevado.

DEFICIÊNCIA VISUAL E LITERACIA

Num outro inquérito a nível nacional realizado por Murthy S et al. para avaliar o impacto dos esforços nacionais acrescidos de controlo da cegueira durante o período (2005)[22] através da metodologia de amostragem por clusters para documentar a magnitude e a causa da cegueira na Índia, foi referido que os analfabetos tinham um risco quatro vezes mais elevado do que os que tinham concluído o 10.º ano de escolaridade, enquanto os inquiridos que não trabalhavam tinham um risco duas vezes mais elevado do que os que trabalhavam ativamente.

COMPORTAMENTO DE PROCURA DE TRATAMENTO DOS DEFICIENTES VISUAIS

Num estudo de base hospitalar realizado em doentes com cataratas para determinar a utilização da cirurgia de cataratas no Nepal por Snellinger et al[60] . Verificou-se que dos 319 doentes com cataratas identificados, apenas 45,5% aceitaram a cirurgia. A taxa de aceitação foi significativamente mais elevada no grupo dos cegos, em comparação com os doentes com deficiência visual e perda de visão grave. As razões mais frequentes para a não aceitação da cirurgia foram os constrangimentos económicos (48%) e logísticos (44,8%), seguidos do medo da cirurgia (33,3%) e da falta de tempo (18,8%). Metade dos indivíduos queixou-se de problemas com os cuidados pessoais, mas apenas 10% necessitaram de ajuda para as suas actividades diárias mais básicas. 17,7% disseram que precisavam de ajuda para visitar os vizinhos e 26% precisavam de ajuda para ir ao campo ou ao mercado.

Noutro inquérito transversal de base populacional efectuado por Mansur M Rabiu a pessoas com 40 anos ou mais numa comunidade rural do Estado de Katsina, no norte da Nigéria (1999),[37] indicou que as razões para não fazer o tratamento eram a incapacidade de pagar o tratamento (61%), não saber onde poderiam obter o tratamento mesmo que o pudessem pagar (10%), 18,8% ver com outro olho, desejo de Deus (4,5%), falta de confiança (1,9%), distância (1,3%).

Vilas Kovai et al[32] no seu estudo "Barriers to accessing eye care services among visually impaired population in rural Andhra Pradesh, South India". A prevalência da não procura de tratamento entre os participantes com erro refrativo como causa da deficiência visual foi de 71,2% e de 36,7% entre os participantes com catarata como causa da deficiência visual. As barreiras à procura de tratamento são sobretudo pessoais em 52%, económicas em 37% e sociais em 21%, respetivamente. As razões para não procurar tratamento são as seguintes: conseguir ver adequadamente (89%), a diminuição da visão é natural com o aumento da idade, pelo que não é necessário tratamento (1%), medo da cirurgia (1%), negligência (1%), o exame oftalmológico não é prioritário devido a outra doença médica (1%), não ter dinheiro para pagar (10%), ninguém estar disposto a acompanhar ao exame (1%).

Noutro estudo descritivo de curta duração, baseado num hospital, realizado por Dhariwal U et al.[12] para avaliar as barreiras à aceitação da cirurgia entre os doentes com catarata e deficiência visual, verificou-se que conseguiam gerir o trabalho diário (71%), a catarata não estava madura (68%), conseguiam ver claramente com o outro olho (64%), estavam demasiado ocupados (57%), eram do sexo feminino (37%), tinham medo da cirurgia (34%), tinham medo de que a cirurgia causasse cegueira (33%) ou morte (13%), eram idosos (33%), era a vontade de Deus (29%) e estavam preocupados com o custo da cirurgia (27%). As barreiras relacionadas com a prestação de serviços, o custo e a acessibilidade incluem: rendimento familiar insuficiente (76%), não conhecer outra pessoa que tenha sido operada às cataratas (26%), não ter ninguém para acompanhar (20%), distância do hospital (20%) ou de uma estrada principal (9%) e falta de transporte (7%).

DEFICIÊNCIA LOCOMOTORA

A "deficiência locomotora", tal como definida na Lei de 1995 relativa às pessoas com deficiência física, significa uma deficiência dos ossos, das articulações ou dos músculos que provoca uma restrição substancial dos movimentos ou qualquer forma de paralisia cerebral.

PREVALÊNCIA DE DEFICIÊNCIA LOCOMOTORA

De acordo com o censo de 2001, a prevalência da deficiência locomotora era de 28%, dos quais 6,084 milhões pertenciam à população rural.

Shekhar B P.et al (2008)[58] realizaram um estudo transversal para determinar as causas da deficiência locomotora nos bairros de lata de Bombaim numa amostra de 3600 pessoas de todas as faixas etárias. Descobriram que a prevalência de deficiências locomotoras era de 5,59%.

Sagar Borker et al. efectuaram um estudo transversal (2008)[62] para determinar a prevalência e as causas da deficiência locomotora na comunidade que vive perto do centro de saúde rural em Goa. Foi referido que a prevalência da deficiência locomotora era de 0,92% e que estava significativamente associada à idade, ao nível de escolaridade e à classe socioeconómica.

Em 1990,[18] , teve início o *Estudo de Roterdão,* um estudo prospetivo de acompanhamento de base populacional em pessoas com 55 anos ou mais, num distrito da cidade de Roterdão, realizado por E Odding, para determinar a ocorrência e os factores de risco de doenças crónicas e de incapacidade. O estudo indicou que a prevalência de deficiência locomotora era de 24,5% nos homens e de 40,5% nas mulheres na população com mais de 55 anos de idade.

Num estudo longitudinal (2000)[56] efectuado por Shah Ebrahim et al. em 1978-1980 "para determinar a incapacidade locomotora numa coorte de homens britânicos: o impacto do estilo de vida e das doenças", verificou-se que a incapacidade locomotora era de 25% e estava associada a doenças cardíacas na maioria dos casos. O tabagismo, a obesidade, a inatividade física e o consumo excessivo de álcool na meia-idade foram considerados factores associados na vida adulta.

Noutro estudo de base comunitária (1989)[45] realizado por Osman A, Rampal K G. para determinar a prevalência de deficiências locomotoras numa comunidade malaia em Kuala Selangor, revela uma prevalência de 5,2% nos homens e de 2,6% nas mulheres.

DISTRIBUIÇÃO POR SEXO DA DEFICIÊNCIA LOCOMOTORA

Shekhar B P.et al (2008)[58] realizaram um estudo transversal para determinar as causas da deficiência locomotora nos bairros de lata de Bombaim numa amostra de 3600 pessoas de todas as faixas etárias. Descobriram que a prevalência de deficiências locomotoras era de 5,59%. No entanto, entre os indivíduos afectados, 71,22% eram do sexo feminino.

CAUSAS DA DEFICIÊNCIA LOCOMOTORA

Shekhar B P.et al (2008)[58] realizaram um estudo transversal para determinar as causas da deficiência locomotora nos bairros de lata de Bombaim numa amostra de 3600 pessoas de todas as faixas etárias. Concluíram que a prevalência de deficiências locomotoras é de 5,59%. 21,46% dos indivíduos declararam ter sofrido algum tipo de lesão como causa da sua deficiência.

De acordo com o NSS 2002, as várias causas de deficiência locomotora são as seguintes

Tabela 3.4: Causas de Incapacidade Locomotora -

2002	
Causa	**%**
Poliomielite	30.9
Queimaduras e lesões	28.5
Outras doenças e enfermidades	12.7
Acidente vascular cerebral	6.3
Não conhecido	4.5
Outros	4.5
Artrite	3.0
Idade avançada	2.8
Lepra	2.2
Intervenção médico-cirúrgica	2.2
Paralisia cerebral	2.1
TB	0.4

DISTRIBUIÇÃO POR IDADE DA DEFICIÊNCIA LOCOMOTORA

Shekhar B P.et al (2008)[58] realizaram um estudo transversal para determinar as causas da deficiência locomotora nos bairros de lata de Bombaim, numa amostra de 3600 pessoas de todas as faixas etárias. 47,32% dos indivíduos afectados apresentaram uma prevalência de deficiência locomotora que aumentou gradualmente com o avançar da idade.

Num estudo transversal realizado por Reynolds DL et al (1992),[53] apresenta uma prevalência de 3,86% de incapacidade locomotora nos homens e de 6,1% nas mulheres. A prevalência foi de 5,01% nos adultos, com 0,62% no grupo etário dos 15 aos 24 anos e 26,47% no grupo etário >85 anos.

Um estudo efectuado na comunidade malaia revela uma prevalência de 5,2% nos homens e de 2,6% nas mulheres, realizado por Osman A (1989)[45] . A prevalência de deficiências locomotoras aumenta com o avançar da idade. Este estudo mostra que a prevalência aumenta com a idade, sendo tão baixa como 0,6% no grupo etário dos 7-14 anos e tão alta como 20,5% no grupo etário acima dos 55 anos.

Noutro estudo transversal realizado por Shekhar B Padhyegurjar et al[58] , sobre deficiências locomotoras em bairros de lata urbanos de Mumbai, a idade média da amostra era de 27,16 anos, com um desvio padrão de 16,8 anos. A prevalência de deficiências locomotoras foi de 5,59%. Quase metade da população examinada era do sexo feminino (49,33%). No entanto, entre os indivíduos afectados, 71,22% eram do sexo feminino.

Num estudo transversal efectuado por Ilse Schuller et al. nas zonas rurais do sul de Sulawesi, na Indonésia (2001)[63] , procurou-se descobrir o efeito da deficiência nas mulheres. Verificou-se que nenhuma das mulheres entrevistadas tinha um emprego remunerado. As mulheres afirmaram que não tinham uma hipótese razoável de conseguir um emprego remunerado. Indicaram que a falta de educação adequada e de vagas adequadas eram as razões para este facto. Todas as mulheres concordaram que a sua deficiência era o maior obstáculo para encontrar um emprego.

DEFICIÊNCIA AUDITIVA

A surdez e a deficiência auditiva têm vindo a aumentar rapidamente a nível mundial, tornando-se o défice sensorial mais frequente entre os seres humanos[62].

"Deficiência auditiva", tal como definida na lei, significa uma perda de sessenta decibéis ou mais no ouvido melhor na gama convencional de frequências (Ministério do Bem-Estar, GI)[39]

ESTIMATIVAS GLOBAIS

Em 1985, a OMS calculou que existiam 42 milhões de pessoas surdas no mundo. Estimativas mais recentes apontam para um número de 250 milhões de surdos e deficientes auditivos. A perda auditiva ocupa o sétimo lugar entre os adultos com idades compreendidas entre os 15 e os 59 anos, bem como entre os adultos com mais de 60 anos, contribuindo para um total de pouco mais de 26 milhões de anos de vida saudável perdidos, o que corresponde a 5,5% de DALYs de todas as causas[38] .

A perda auditiva é uma deficiência crónica e, muitas vezes, vitalícia que, dependendo da gravidade e das frequências afectadas, pode causar dificuldades na comunicação interpessoal e conduzir a problemas sociais individuais significativos, especialmente o isolamento e a estigmatização. Todas estas dificuldades são muito mais acentuadas nos países em desenvolvimento, onde os serviços são geralmente limitados, o pessoal tem pouca formação e há pouca sensibilização para lidar com estas dificuldades.

A perda auditiva designa qualquer ou todos os níveis de gravidade da dificuldade de audição. Estes níveis de deficiência auditiva incluem ligeiro (26 - 40 decibéis de nível de audição, dB NA), moderado (41 - 60 dB NA), severo (61-80 dB NA) e profundo (81 dB NA ou mais). O termo surdez designa uma deficiência auditiva profunda (OMS) [52].

Num inquérito aos agregados familiares realizado no Egipto por O. Abdel-Hamid et al., *(2002)*[1] para encontrar a prevalência e os padrões da deficiência auditiva: A prevalência de perda auditiva foi de 16,0%, sem diferenças significativas entre os sexos.

Num estudo efectuado por K Anne Greville PhD (2001)[21] sobre "Hearing impaired and deaf people in New Zealand", a taxa de prevalência global de 9,8% para a população não institucionalizada mostra que a prevalência da perda auditiva (independentemente da definição) entre as pessoas com mais de 65 anos de idade é cerca de 3,5 vezes superior à dos adultos mais jovens (15 a 64 anos). Uma análise mais pormenorizada mostra taxas de perda auditiva cada vez maiores a partir da faixa etária dos 25 aos 44 anos. O número de homens com perda auditiva é significativamente maior do que o de mulheres.

PREVALÊNCIA DA SURDEZ E DA DEFICIÊNCIA AUDITIVA NA REGIÃO DO SUDESTE ASIÁTICO

Num relatório publicado pela OMS[61] sobre o "Estado da audição e dos cuidados auditivos na região do Sudeste Asiático", a prevalência de deficiências auditivas moderadas a graves nos países da região do Sudeste Asiático foi a seguinte

Bangladesh - 6,9%, Butão - 6,0%, República Popular Democrática da Coreia - 4,0%, Índia - 6,3%, Indonésia - 4,6%, Maldivas - 6,0%, Myanmar - 8,4%, Nepal - 16,2%, Sri Lanka - 0,8%, Tailândia - 13,3% e Timor-Leste - dados não disponíveis

Num estudo epidemiológico de base populacional efectuado por Cruikshank's KJ et al. para descobrir a prevalência de perda auditiva em adultos mais velhos em Beaver Dam, Wisconsin (1998)[11] . As estimativas da prevalência da deficiência auditiva variam entre 20,6% em adultos com idades compreendidas entre os 48 e os 59 anos e 90% em adultos com mais de 80 anos.

Em 1983, foi iniciado um estudo de coorte[55] realizado por Scott D et al. para estimar a prevalência da deficiência auditiva (DA) e avaliar as associações transversais de factores de risco ambientais e de doenças cardiovasculares com a DA em adultos de meia-idade com idades compreendidas entre os 21 e os 84 anos. A prevalência global da DA foi de 14,1% e variou entre 2,9% nas pessoas com idades compreendidas entre os 21 e os 34 anos e 42,7% nas pessoas com idades compreendidas entre os 65 e os 84 anos. Os homens eram mais propensos do que as mulheres a ter HI (Deficiência auditiva) era mais provável nos homens, nos participantes com níveis de escolaridade mais baixos, e naqueles que trabalhavam em ocupações ruidosas ou com um historial de cirurgia ao ouvido.

Num estudo transversal efectuado por Stephen Patrick Kelleher (2009)[31] em Beni, no leste da Bolívia. Ele descobriu que a prevalência geral de deficiência auditiva nesta população era de 35,5% e a prevalência de deficiência auditiva incapacitante era de 5,8%. A prevalência de deficiência auditiva ligeira foi de 30,5%, de deficiência auditiva moderada foi de 3,8%; de deficiência grave foi de 0,9%; e de deficiência profunda, 0,4%. Os indivíduos com maior risco de perda auditiva são os homens, os que têm 60 anos ou mais, os que trabalham em profissões que exigem trabalho manual, os que têm um historial de exposição a ruído elevado e os que têm um historial de traumatismos.

Noutro estudo transversal efectuado por Paul Little et al[35] , no Nepal, para determinar a prevalência e as principais causas de deficiência auditiva (a deficiência mais comum) e a prevalência de doenças do ouvido. Estima-se que 16,6% da população estudada tinha deficiência auditiva e 7,4% tinha patologia do tímpano. A maioria das deficiências auditivas no grupo etário escolar (55,2%) estava associada à otite média ou à sua sequela. Provavelmente, pelo menos 14% da surdez neurossensorial é evitável, 7% devido a doenças infecciosas, 3,9% devido a traumatismos, 0,8% devido a exposição ao ruído, 1% devido a cretinismo e 1% devido a gravidez ou parto anormais. A maioria dos indivíduos que referem patologia auricular atual (61%) nunca tinha ido a um posto de saúde e, dos que receberam tratamento com gotas auriculares, 84% ainda apresentavam patologia grave. Dos indivíduos que referiram ter sido tratados com gotas auriculares em qualquer altura, 31% ainda apresentavam patologia grave. O uso de remédios tradicionais é predominante.

Mathers et al. estimam que, em 2002, 255 milhões de pessoas em todo o mundo sofriam de perda auditiva incapacitante (perda auditiva moderada ou pior no melhor ouvido). Estes 192 milhões de pessoas com perda auditiva de origem adulta (idade igual ou superior a 20 anos) e 63 milhões de pessoas com perda auditiva de origem infantil constituem quase 4,1% da população mundial e pouco mais de 40% de todas as pessoas a nível mundial com perda auditiva de qualquer gravidade[38] .

Noutro estudo transversal realizado no distrito de Bangalore, Karnataka, no sul da Índia, por Deepthi R et al (2012)[51] na população com mais de 60 anos de idade. Na avaliação com audiometria tonal, 66,9% dos idosos tinham algum grau de deficiência auditiva. Quarenta e três 24,6% dos idosos apresentavam deficiência auditiva incapacitante 26,9% dos idosos apresentavam baixa visão combinada com deficiência auditiva e 10,2% apresentavam cegueira combinada com deficiência auditiva. Com o avançar da idade, registou-se um aumento significativo das deficiências visuais, auditivas e combinadas.

A perda auditiva é a segunda causa mais comum de anos vividos com incapacidade (YLD), representando 4,7% do total de YLD. O problema da surdez é desproporcionadamente elevado na região do Sudeste Asiático, com uma prevalência que varia entre 4,6% e 8,8%.[61] .

DISTRIBUIÇÃO DA PERDA AUDITIVA POR SEXO:

De acordo com Mathers et al.[38] , os rácios entre homens e mulheres das taxas de prevalência padronizadas para a idade de início na idade adulta foram superiores a 1 na maioria dos estudos em todas as regiões da OMS. Este resultado pode estar relacionado com a perda auditiva induzida por ruído ocupacional, que afecta de forma diferente os homens.

Num inquérito aos agregados familiares realizado no Egipto por O. Abdel-Hamid et al., *(2002)*[1] para encontrar a prevalência e os padrões da deficiência auditiva: Não houve diferença estatisticamente significativa na distribuição por sexo entre os diferentes grupos etários.

CAUSAS DA PERDA DE AUDIÇÃO

A OMS calcula que todos os anos nascem cerca de 38 000 crianças surdas no Sudeste Asiático. Isto significa que todos os dias nascem mais de 100 bebés surdos na região[61] . A maior parte das causas de perda de audição, sejam elas congénitas, traumáticas ou inflamatórias, são preventivas. As causas de perda de audição na Índia são: cera do ouvido (15,9%), causas desconhecidas (13,5%), outras causas (13,1%), causas não infecciosas, sobretudo o envelhecimento (10,3%), otite média crónica supurativa (5,2%), otite média serosa (3,0%), perfuração seca da membrana timpânica (0,5%), surdez bilateral genética ou congénita (0,2%).

Um estudo retrospetivo baseado em registos hospitalares, utilizando os registos médicos de 1270 doentes com 60 anos ou mais que frequentam o Departamento de Pacientes Externos (OPD) de Otorrinolaringologia do Pravara Rural Hospital, Loni, Maharashtra, Índia (2010)[20] por Giri, Purushottam A.

A presbiacusia foi o problema otológico mais comum (53,9%). As doenças nasais como sinusite, pólipos nasais, rinite alérgica e epistaxe foram evidentes apenas num grupo menor (5%). As doenças otorrinolaringológicas foram mais comuns no sexo masculino (61,7%), em pessoas com um estatuto socioeconómico mais baixo (75%), analfabetos (65%), trabalhadores sem terra (65%) e no grupo etário (65 a 69 anos) da população geriátrica[15] .

Num inquérito aos agregados familiares realizado no Egipto por O. Abdel-Hamid et al., *(2002)*[1] para encontrar a prevalência e os padrões da deficiência auditiva, as 3 causas mais comuns foram a otite média com efusão (30,7%), a presbiacusia (22,7%) e a otite média crónica supurativa (13,2%).

De acordo com o NSS 2002, as várias causas de deficiência auditiva são as seguintes

Causa da deficiência auditiva	%

Idade avançada	21.3
Descarga	18.6
Outros	8.7
Queimaduras e ferimentos	5.3
Ruído	2.1
Intervenção médico-cirúrgica	1.6
Rubéola	0.7
Não conhecido	0.01
Outra doença	23.0

De acordo com o relatório da OMS (1986)[69] , as principais causas da perda auditiva profunda são a presbiacusia, a otite média e as causas genéticas. A otite média crónica inclui a otite média supurativa crónica e a otite média com efusão. Estas formas de otite média, juntamente com algumas outras doenças do ouvido médio, como a perfuração da membrana timpânica, o colesteatoma e a otosclerose, são as principais causas de perda auditiva condutiva.

DISTRIBUIÇÃO ETÁRIA DA PERDA AUDITIVA

A prevalência da deficiência auditiva incapacitante que aumenta acentuadamente com a idade está principalmente relacionada com o efeito da presbiacusia.

Uma revisão sistemática da literatura feita por Thomas Nikaus Roth (março - abril de 2010)[65] para encontrar a prevalência de perda auditiva relacionada com a idade na Europa. Cerca de 30% dos homens e 20% das mulheres na Europa foram considerados como tendo uma perda auditiva de 30db HL ou mais aos 70 anos de idade, e 55% dos homens e 45% das mulheres aos 80 anos de idade

A OMS afirma que a deficiência auditiva nos idosos ou presbiacusia pode começar a partir dos 50 anos de idade e foi a mais prevalente na população com perda auditiva por causas não infecciosas, das quais o envelhecimento é aparentemente a mais proeminente)[61] .

De acordo com Mathers et al.[38] , os rácios entre homens e mulheres das taxas de prevalência padronizadas para a idade de início na idade adulta foram superiores a 1 na maioria dos estudos em todas as regiões da OMS. Este resultado pode estar relacionado com a perda auditiva induzida por ruído ocupacional, que afecta de forma diferente os homens.

Num inquérito aos agregados familiares realizado no Egipto por O. Abdel-Hamid et al., *(2002)*[1] para encontrar a prevalência e os padrões da deficiência auditiva, verificou que havia uma diferença estatística significativa na ocorrência de perda auditiva tanto nos homens como nas mulheres entre os grupos etários, pelo que a idade tinha um efeito na ocorrência de perda auditiva.

Num estudo efectuado por Vasoontara Yiengprugsawan et al[73] . para encontrar as Associações Epidemiológicas de Deficiência Auditiva e Saúde entre uma Coorte Nacional de 87 134 Adultos na Tailândia, adultos com idades compreendidas entre os 15 e os 87 anos, aproximadamente 8,5% dos membros da coorte referiram problemas de audição e 0,13% referiram ser surdos. Após o ajustamento para a idade e o género, a autoavaliação da saúde foi fortemente associada à audição e à surdez. As fracções atribuíveis à população para a deficiência auditiva foram de 12,9% para a autoavaliação da saúde, 9,8% para a saúde psicológica, 3,3% para as doenças metabólicas e 4,1% para as doenças cardiovasculares.

DEFICIÊNCIA DA FALA

A deficiência da fala é definida como "uma pessoa cuja fala é tão defeituosa que se desvia tanto da fala das outras pessoas que chama a atenção, interfere com a comunicação ou faz com que o seu processador seja desajustado" (Ministry of welfare, GOI 1974).

A expressão oral é testada através de um texto de 100 palavras. Capacidade de ler, de compreender o texto lido, de responder claramente a perguntas sobre o texto e de redigir uma sinopse (em inglês).

O Ministério da Previdência Social atribuiu as seguintes categorias às deficiências da fala:

Defeito da fala	Deficiência física
Disartria ligeira	menos de 25%
Disartria moderada	25% - 50%

Disartria grave 51% -75%

Disartria profunda mais de 75%

No inquérito de saúde australiano realizado em 1995, a prevalência da deficiência da fala em todas as idades foi de 0,7%.

De acordo com o inquérito nacional por amostragem (NSS)[17] 2002 Índia, as causas das deficiências da fala são as seguintes

Causas da deficiência da fala	%idade
Perturbação da voz	12.6
Paralisia	11.9
Outros	8.3
Queimaduras e ferimentos	0.9
Fenda palatina	4.5
Intervenção médico-cirúrgica	3.8
Doença mental	2.8
Deficiência auditiva	1.6
Idade avançada	1.1
Outra doença	25.2

O número estimado de deficientes da fala na Índia, de acordo com o recenseamento de 2001 em[6] , era de 0,2% de todos os tipos de deficiência.

Abrol et al. (1977) efectuaram um inquérito na aldeia de Samalka, nos arredores de Deli, e encontraram defeitos da fala e problemas de voz com uma taxa de prevalência de 40/1000 habitantes. Os defeitos de articulação eram os mais comuns (14/1000), sendo os outros a gaguez (2,8/1000) e a disfonia (16,8/1000)

COMPORTAMENTO DE PROCURA DE TRATAMENTO E REABILITAÇÃO

Uma grande parte das deficiências na Índia pode ser evitada, nomeadamente as que resultam das circunstâncias que rodeiam o nascimento, incluindo as condições maternas, da má nutrição e de causas como os acidentes de viação ou as lesões no local de trabalho.

O estudo-piloto realizado por Santoshi Halde[23] sobre "reabilitação das mulheres deficientes: necessidade de uma abordagem holística" em Bengala Ocidental (idade média de 25 anos) revela que 64% dos deficientes ortopédicos são vítimas da poliomielite e 56% deles não foram vacinados. Os pais desconheciam e ignoravam os tratamentos médicos, as imunizações disponíveis e alguns também não tinham conhecimento da poliomielite ou das suas consequências. Alguns pais de zonas rurais, apesar de irem a médicos, recorriam a charlatães ou aplicavam remédios caseiros aconselhados por outros, o que, em alguns casos, afectou negativamente a criança.

A seguir, são apresentadas várias razões para as pessoas com deficiência não utilizarem as instalações de saúde:

Razões para não utilizar as instalações de saúde, mesmo quando necessário	Percentagem(%)
Não há serviços na zona	52.3%
Transporte	20.5%
Não podia pagar os serviços	70.5%
Edifício inacessível	0.0%
Tempo de espera demasiado longo	13.6%
Os fornecedores não tratam as pessoas como eu	15.9%
Outros	2.3%

Inquérito às aldeias de U.P e TN, 2005

Num estudo transversal (2004)[19] efectuado pelo Dr. Yohannis Fitwa et al. para determinar a prevalência e o impacto da deficiência no noroeste da Etiópia, verificou-se que o principal problema de autocuidado experimentado pelas pessoas com deficiência era a ida à casa de banho em 292 (31,1%) casos, tomar banho em 248 (26,4%) e vestir-se em 157 (16,7%). Outros problemas sentidos pelos inquiridos foram as atitudes negativas dos pais em relação aos deficientes, **evidenciadas pelo facto de os esconderem**. Este facto foi observado em 340 (36,2%) casos. Em 221 (23,6%) casos, os cuidadores não prestaram quaisquer cuidados.

Num inquérito aos agregados familiares realizado no Egipto por O. Abdel-Hamid et al., *(2002)*[1] para encontrar a prevalência e os padrões da deficiência auditiva A maioria do grupo necessitava de tratamento médico (250/641, 39,0%) e 159 (24,8%) necessitavam de aparelhos auditivos: 114 necessitaram de tratamento bilateral e 45 unilateral. Dos que necessitavam de próteses auditivas antes do inquérito, apenas 8,8% (14 em 159) as utilizavam. O tratamento cirúrgico da perda auditiva foi necessário para 143 dos 641 indivíduos (22,3%): as indicações mais comuns foram as infecções do ouvido médio e a otosclerose. Apenas 7 (1,1%) indivíduos tiveram treino de fala; no entanto, 11% necessitaram efetivamente desse treino. Havia 11 pacientes que poderiam beneficiar de implantes cocleares. Destes, 8 tinham menos de 20 anos (7 tinham perda auditiva congénita ou hereditária e eram pré-linguais; 1 tinha perda auditiva causada por doença autoimune e era pós-lingual) e 3 doentes tinham > 50 anos (2 com 50 e 73 anos tinham presbiacusia e 1 com 67 anos tinha perda auditiva induzida pelo ruído).

REABILITAÇÃO

Definição da OIT (OMS 1969)

"A reabilitação envolve a utilização combinada e coordenada de medidas médicas, sociais, educativas e profissionais para treinar ou reconverter o indivíduo para o nível mais elevado possível de capacidade funcional".

Os diferentes tipos de reabilitações são:

Reabilitação médica	Restauração de funções
Reabilitação profissional	Restauração da capacidade de ganhar a vida
Reabilitação social	Restauração das relações familiares e sociais
Reabilitação psicológica	Restauração da dignidade pessoal e da confiança

REABILITAÇÃO BASEADA NA COMUNIDADE

A reabilitação baseada na comunidade (RBC) foi iniciada pela Organização Mundial de Saúde (OMS) na sequência da Conferência Internacional sobre Cuidados de Saúde Primários, em 1978, e da consequente Declaração de Alma-Ata[71] . A RBC baseia-se nos princípios da equidade, da igualdade, da igualdade de direitos e da justiça social. Implica que os grupos desfavorecidos da comunidade têm o direito inerente de beneficiar de serviços e oportunidades ao **mesmo** nível que os outros indivíduos: **"A RBC** envolve medidas tomadas a nível comunitário para utilizar e aproveitar os recursos da comunidade, incluindo os próprios deficientes, as suas famílias e a comunidade no seu conjunto".

CAPÍTULO 3. FINALIDADES E OBJECTIVOS

1. Estudar o padrão de várias deficiências, nomeadamente as deficiências locomotoras, visuais, da fala e auditivas, na população adulta (20 anos ou mais) de Harijan Basti, Palam.

2. Para determinar o comportamento de procura de tratamento e reabilitação relacionado com estas deficiências entre os sujeitos do estudo.

CAPÍTULO 4. MATERIAIS E MÉTODOS

CONCEPÇÃO DO ESTUDO

Foi realizado um estudo transversal em Harijan Basti, Palam, entre os adultos com 20 anos ou mais, para estudar o padrão de várias deficiências físicas, nomeadamente locomotoras, visuais, da fala e auditivas, e para descobrir o comportamento de procura de tratamento e reabilitação relacionado com estas deficiências entre os sujeitos do estudo.

O PERÍODO DE ESTUDO

O estudo foi realizado de outubro de 2010 a março de 2012, com um período de recolha de dados de janeiro de 2011 a dezembro de 2011.

A ÁREA DE ESTUDO

O estudo foi realizado em Harijan Basti, situada no sudoeste de Deli, a uma distância de cerca de vinte quilómetros do Lady Hardinge Medical College. Situa-se na área de influência do Centro de Saúde Primário, Palam, que é uma das áreas de prática de campo para a formação de estudantes de licenciatura e pós-graduação do Departamento de Medicina Comunitária da Faculdade de Medicina Lady Hardinge. (Mapa - 1)

Harijan Basti está bem servida de transportes públicos e privados para todas as partes de Deli. Todas as casas são de pucca com uma latrina sanitária anexa. Estão disponíveis comodidades básicas como abastecimento de água canalizada e eletricidade. A área está rodeada por outras colónias urbanas, como a aldeia de Palam e Dwarka. A zona é composta por um grande número de lojas, alguns edifícios de escritórios e instituições de ensino.

A POPULAÇÃO DO ESTUDO

De acordo com o recenseamento anual efectuado pelo PHC Palam em abril de 2010, a população de Harijan Basti era de 7200 pessoas em 1200 agregados familiares. A população é de tipo misto e a maioria dos residentes era residente permanente em Deli, com alguns migrantes de outros estados como Orissa, Jharkhand, Uttar Pradesh e Bihar. A maior parte das famílias são hindus, pertencentes aos estratos socioeconómicos médio-baixo e alto-baixo da sociedade. A maioria da população é constituída por 80% de castas. Quase todas as casas, ou pelo menos a parte da frente da casa virada para a estrada principal, estavam a ser utilizadas para fins comerciais.

Os serviços de saúde públicos e privados satisfazem as necessidades de cuidados de saúde dos residentes. As agências de cuidados de saúde governamentais incluem o Centro de Saúde Primário de Palam e um Dispensário de Seguro do Estado dos Empregados (ESI) no Bloco E de Harijan Basti, que presta serviços ambulatórios, de imunização, pré-natais e de planeamento familiar. Para além disso, um subcentro totalmente funcional no âmbito do Centro de Saúde Primário, Palam, presta serviços semanais de proximidade, nomeadamente cuidados pré-natais, consultas gerais e imunização. O Hospital Deen Dayal Upadhayay, Hari Nagar, um hospital com 800 camas gerido pelo Governo de Deli, está situado a cerca de 5,5 km de distância e serve de centro de referência. Presta cuidados especializados em todas as principais especialidades, serviços de internamento e de emergência. Os principais hospitais universitários, como o All India Institute of Medical Sciences (AIIMS), o Vardhaman Mahavir Medical College (hospital Safdarjung) e o Lady Hardinge Medical College (LHMC), embora a 15-20 km de distância, estão bem ligados a esta zona por transportes públicos.

No sector privado, existem muitos lares de idosos e médicos privados que prestam serviços curativos aos residentes de Harijan Basti.

AMOSTRAGEM E DIMENSÃO DA AMOSTRA

A população do estudo era constituída por todos os adultos com idade igual ou superior a 20 anos que residiam em Harijan Basti, Palam.

A população total da área de estudo era de 7200 pessoas (Inquérito anual aos cuidados de saúde primários, março de 2010) que residiam em cerca de 1200 agregados familiares. Estima-se que 4320 residentes (aproximadamente 60% da população), ou seja, eram susceptíveis de ter mais de 20 anos de idade (Censos 2001). Tendo em conta o tempo limitado disponível para o investigador, foi decidido registar 30% dos adultos. Assim, foi proposta uma dimensão de amostra de 1300 pessoas para o estudo. Foi utilizada uma amostragem aleatória sistemática para a inscrição dos participantes no estudo. A primeira casa foi selecionada aleatoriamente e, em seguida, uma terceira casa foi visitada para efeitos do estudo.

INSTRUMENTOS DE ESTUDO

Foi aplicado aos sujeitos do estudo um programa de entrevistas semi-estruturado, previamente concebido e testado, dividido em duas partes

Parte A: para registar os pormenores do rastreio (incluindo dados sociodemográficos das famílias),

Parte B: destina-se a registar pormenorizadamente o exame, o tratamento e o comportamento de procura de reabilitação dos indivíduos que sofrem de qualquer tipo de deficiência.

PARTE A: Pormenores do rastreio

1. Nesta secção, foram registados os dados de identificação e sociodemográficos, incluindo a idade, o sexo, o estado civil, o tipo de família, a forma de vida e as afiliações religiosas, o número de filhos, as habilitações literárias, o estatuto socioeconómico, a profissão e a situação profissional atual.

2. O rastreio das diferentes deficiências foi efectuado e registado da seguinte forma

Rastreio da deficiência :

1. Incapacidade locomotora - foi avaliada com base na história de dor e incapacidade de mover qualquer parte do corpo ou perda de alguma parte do corpo e num breve exame dos músculos, articulações e ossos.

2. Deficiência visual - foi avaliada pela presença de dificuldade de leitura, perda ou diminuição gradual da visão, seguida de exame com a tabela de Snellens.

3. Deficiência auditiva - foi rastreada por história de dificuldade de audição e pela combinação do teste de Rinne e do teste de Weber.

4. **Fala** - foi rastreada através da avaliação da gaguez, da dificuldade em falar e de qualquer dificuldade em compreender o discurso falado

PARTE B: Medição da deficiência, comportamento de procura de tratamento e comportamento de procura de reabilitação

Medição da deficiência (efectuada com base nas orientações constantes da parte extraordinária 2, secção 1, da Gazette of India)

Deficiência do motor da locomotiva :

A incapacidade locomotora é definida como a incapacidade de uma pessoa para executar actividades distintas associadas à deslocação de si próprio e dos objectos, de um lugar para outro, e essa incapacidade resulta de uma afeção do sistema músculo-esquelético e/ou do sistema nervoso. A incapacidade locomotora foi avaliada de acordo com as directrizes revistas para a avaliação da incapacidade física permanente. A percentagem de incapacidade foi calculada separadamente para o membro afetado com base na amplitude de movimento (ADM) das articulações, na força dos músculos e na avaliação das actividades coordenadas. Com base na percentagem e na extensão da incapacidade, esta foi classificada da seguinte forma

a)	Suave	menos de 40%
b)	Moderado	40-74%
c)	Grave	75% ou mais
d)	Profundo/Total	100%

Apenas as pessoas com 40 % ou mais de incapacidade foram consideradas como pessoas com deficiência locomotora.

Deficiência visual :

1. **Cegueira:** refere-se a uma condição em que uma pessoa sofre de qualquer uma das condições, nomeadamente,

i) ausência total de visão; ou

ii) acuidade visual não superior a 6/60 ou 20/200 (Snellens) no olho melhor, com as melhores lentes de correção; ou

iii)limitação do campo de visão subtendendo um ângulo de 20 graus ou pior;

2. **Baixa visão:** uma pessoa com baixa visão significa uma pessoa com uma diminuição da visão inferior a 6/18 a 6/60 com a melhor correção no melhor olho.

Categorias de deficiência visual Foi avaliada com a ajuda da tabela de Snellens e classificada em vários graus.

Categoria	Melhor olho	Pior olho	% de imparidade
Categoria 0	6/9-6/18	6/24 a 6/36	20%
Categoria I	6/18-6/36	6/60 a Nulo	40%
Categoria II	6/40-4/60 ou campo de visão10° -20°	3/60 a Nulo	75%
Categoria III	3/60 a 1/60 ou campo de visão10°	F.C. a 1 pé até Nil	100%
Categoria IV	Contagem de dedos a 1 pé até zero ou campo de visão 10°	F.C. a 1 pé até Nil	100%
Pessoas com um olho só	6/6	Contagem de dedos a 1 pé até zero ou campo de visão 10°	30%

Deficiência auditiva :

Define-se como pessoas com deficiência auditiva que têm dificuldades de vários graus em ouvir sons.

A deficiência auditiva foi avaliada através do encaminhamento do indivíduo com deficiência para o Deen Dayal Upadhyay Hospital, Harinagar, para a realização de audiometria tonal pura (PTA) e classificada em várias categorias

2. **Categorias de deficiência auditiva**.

Categoria	Tipo de imparidade	D B Nível no ouvido melhor	Discriminação da fala no ouvido melhor	Imparidade (%)

I	Deficiência auditiva ligeira	26 a 40DB	80% a 100%	<40% a 50%
II	a) Moderado	41 a 60 dB	50 % a 80%	40% a 50%
	b) Grave	61 a 70 dB	40% a 50%	51% a 70%
III	a) Profundo	71 a 90 dB	Menos de 40%	71% a 100%
	b) Surdez total	91 dB e superior	Discriminação muito fraca	100%

Assim, as pessoas com perda auditiva ligeira ou moderada não foram incluídas na categoria de pessoas com deficiência auditiva. Apenas as pessoas com deficiência auditiva severa, profunda e total foram incluídas nesta categoria.

Deficiência da fala: foi avaliada durante a conversa com os sujeitos pelo entrevistador.

A fala é testada através de um texto de 100 palavras. Foi avaliada a capacidade de ler, de compreender o texto lido, de responder claramente a perguntas sobre o texto e de escrever uma sinopse (em inglês), com base na qual os sujeitos do estudo foram divididos em várias categorias.

O Ministério da Previdência Social atribuiu as seguintes categorias às deficiências da fala:

Defeito da fala	**Deficiência física**
Disartria ligeira	menos de 25%
Disartria moderada	25-50%
Disartria grave	51-75%
Disartria profunda	mais de 75%

3. Medição do comportamento de procura de tratamento e reabilitação

Foram registados os comportamentos de procura de tratamento e de reabilitação, incluindo todas as medidas tomadas pelos participantes no estudo para tratar a deficiência. O tipo de tratamento efectuado, a regularidade do tratamento, o local de tratamento e o tipo de serviços de reabilitação visitados pelos participantes no estudo foram registados em pormenor.

METODOLOGIA

Foi utilizada uma amostragem aleatória sistemática para selecionar os agregados familiares. A primeira casa foi selecionada por amostragem aleatória e, em seguida, foi selecionada uma em cada três casas. Todos os adultos presentes na casa foram alistados e explicados sobre o objetivo do estudo, tendo sido obtido o consentimento informado por escrito. Os que concordaram em participar foram incluídos no estudo. Foram entrevistados e submetidos a um rastreio das deficiências locomotoras, visuais, da fala e auditivas. Todas as pessoas com deficiência foram examinadas em pormenor e classificadas em conformidade. O comportamento de procura de tratamento e reabilitação foi avaliado através do registo da história detalhada do início da deficiência e do acompanhamento do tratamento.

Após um exame completo e pormenorizado, os indivíduos do estudo que necessitaram de encaminhamento foram reencaminhados para centros de referência superiores, incluindo o Deen Dayal Upadhyay Hospital, Harinagar; o Safdarjung Hospital e o Lady Hardinge Medical College para tratamento posterior.

ANÁLISE ESTATÍSTICA

Os dados foram codificados e a compilação e análise dos dados foi efectuada utilizando o SPSS versão 12. Os dados qualitativos foram expressos em proporções e o teste do Qui-Quadrado foi utilizado para testar a significância. Os dados quantitativos foram analisados em termos de média e desvio padrão e o teste Z foi utilizado para testar a significância.

CAPÍTULO 5. OBSERVAÇÕES

O estudo foi realizado em Harijan Basti, no sudoeste de Deli, com o objetivo principal de estudar o padrão de várias deficiências, nomeadamente as deficiências locomotoras, visuais, da fala e auditivas, entre a população adulta (20 anos ou mais) e o respetivo comportamento de reabilitação e procura de tratamento. Foram identificados 1300 sujeitos de estudo de uma população de 7200 pessoas residentes em 1200 agregados familiares através de uma amostragem aleatória sistemática. As características da população estudada são apresentadas a seguir.

A. CARACTERÍSTICAS SOCIODEMOGRÁFICAS

Tabela 1: Distribuição dos indivíduos do estudo de acordo com a idade e o sexo

Idade (em anos completos)	Sexo		Total (%)
	Homens (%)	Mulheres (%)	
20-29	184 (27.2)	204 (32.8)	388 (29.8)
30-39	220 (32.5)	171 (27.4)	391 (30.1)
40-49	146 (21.6)	112 (18.0)	258 (19.8)
50-59	70 (10.3)	73 (11.7)	143 (11.0)
60-69	33 (4.9)	42 (6.7)	75 (5.8)
70-79	21 (3.1)	14 (2.3)	35 (2.7)
80-89	2 (0.3)	5 (0.8)	7 (0.5)
90-99	1 (0.1)	2 (0.3)	3 (0.3)
Total	677 (52.1%)	623 (47.9)	1300 (100)

Média = 38 anos, Intervalo = 20 a 90 anos, Desvio padrão = 1,38

> Cerca de um terço (30,1%) dos indivíduos do estudo pertencia ao grupo etário dos 30-39 anos.

> A proporção da população masculina e feminina era de 52,1 e 47,9, respetivamente, o que dá uma relação de 919 mulheres por cada mil homens.

> As pessoas com 60 anos ou mais constituíam 9,2 % da população.

Figura 1 Distribuição dos indivíduos do estudo de acordo com a idade e o sexo

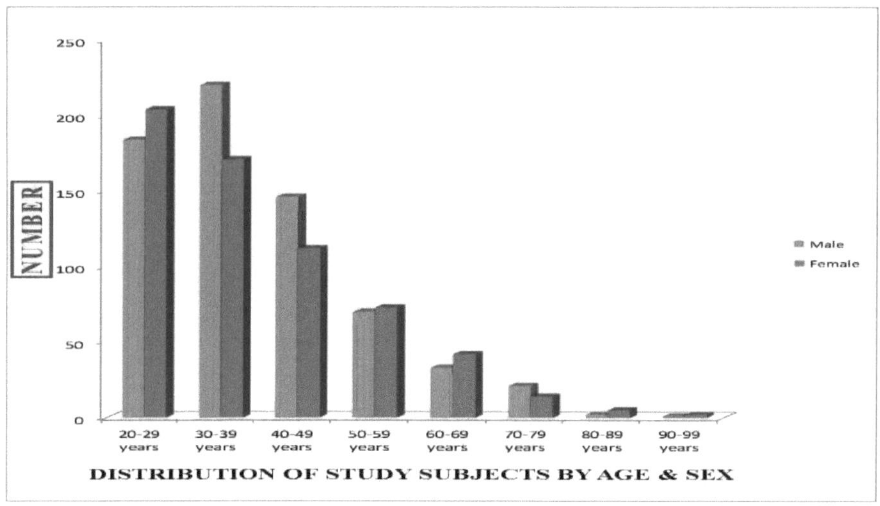

Tabela 2: Distribuição dos sujeitos do estudo de acordo com a religião

Religião	Total	%
Hindu	1230	94.6
Muçulmano	42	3.2
Sikh	28	2.2
Total	1300	100

> A maioria dos participantes no estudo eram hindus (94,6%), seguidos dos muçulmanos (3,2%) e dos sikhs (2,2%).

Quadro 3: Distribuição dos participantes no estudo de acordo com a casta

Casta	Total	%
Casta do calendário	884	68.0
Geral	340	26.2
Outras classes desfavorecidas	60	4.6
Horário Tribo	16	1.2
Total	1300	100

> Aproximadamente dois terços da população são constituídos por castas (68,0%), seguidas da

população em geral (25,8%), de outras classes mais atrasadas (4,6%) e de tribos (1,2%).

Quadro 4: Distribuição dos participantes no estudo por grau de literacia

Situação da literacia	Sexo		Total (%)
	Homens (%)	Mulheres (%)	
Analfabeto	09 (1.3)	179 (28.7)	188 (14.5)
Apenas Literato	52 (7.7)	17 (2.7)	69 (5.3)
Primário	37 (5.5)	19 (3.0)	56 (19.8)
Médio	44 (6.5)	54 (8.7)	98 (7.5)
Escola secundária	91 (13.4)	123 (19.7)	214 (16.5)
Secundário sénior	232 (34.3)	113 (18.1)	345 (26.5)
Licenciado	168 (24.8)	98 (15.7)	266 (20.5)
Pós-graduação	44 (6.5)	20 (3.2)	64 (4.9)
Total	677 (52.1%)	623 (47.9)	1300 (100)

> Mais de um quarto das mulheres eram analfabetas (28,7%), ao passo que mais de metade (59,7%) dos homens tinham instrução até ao nível secundário superior.

> A taxa de alfabetização foi de 80,2 %

> 68,6 % das mulheres e 91,1 % dos homens eram alfabetizados.

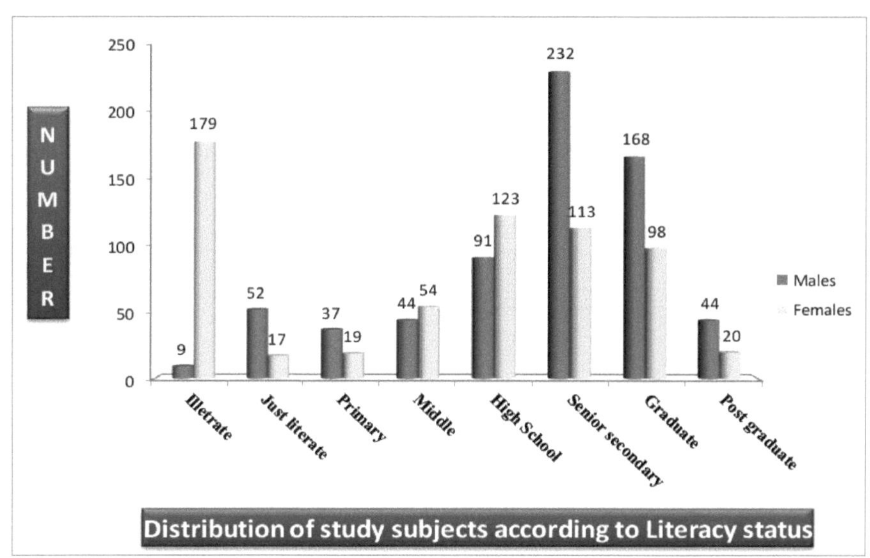

Quadro 5: Distribuição dos participantes no estudo segundo o tipo de família

Tipo de família	Número	%
Conjunto	660	50.8
Nuclear	640	49.2
Total	1300	100

> Aproximadamente metade dos indivíduos do estudo, 640 (49,2%), pertencia a uma família nuclear e os restantes 660 (50,8%) pertenciam a famílias conjuntas.

Tabela 6: Distribuição dos sujeitos do estudo de acordo com o estado civil

Estado civil	Sexo		Total (%)
	Homens (%)	Mulheres (%)	
Casado	510 (75.3)	511 (82.3)	1022 (78.6)
Solteiro	140 (20.7)	65 (10.4)	205 (15.8)
Viúvo/viúva	19 (2.8)	41 (6.7)	61 (4.7)
Divorciado/S eparado	8 (1.2)	4 (0.6)	12 (0.9)
Total	677 (52.1%)	623 (47.9%)	1300 (100%)

> Cerca de três quartos (78,6 %) dos participantes no estudo eram casados.

> Cerca de um sexto (15,8%) dos participantes no estudo não eram casados.

> A proporção de viúvas/viúvos era mais elevada nas mulheres (6,6%) do que nos homens (2,9%).

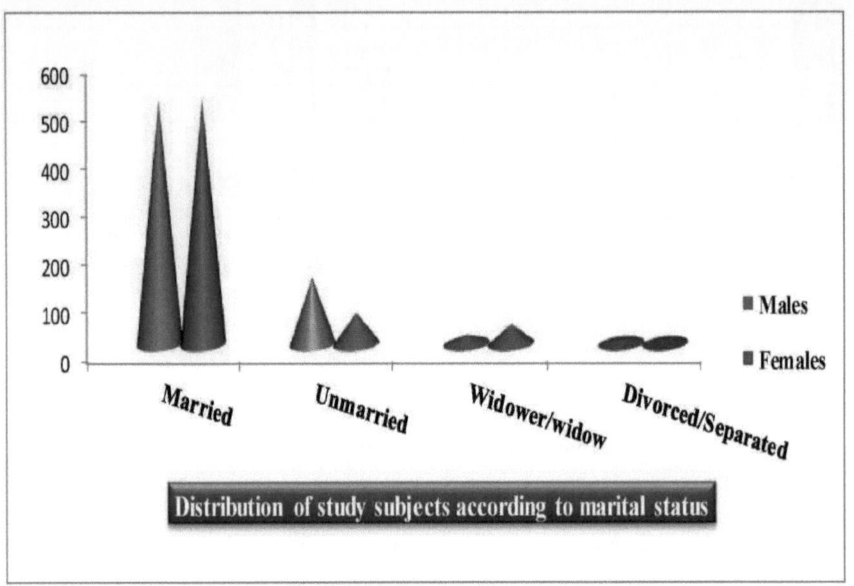

Quadro 7: Distribuição dos participantes no estudo de acordo com a situação profissional

Ocupação	Sexo		Total (%)
	Homens (%)	Mulheres (%)	
Dona de casa	NA*	501 (80.4)	501 (38.5)
Empregados privados	344 (50.8)	32 (5.1)	376 (28.9)
Funcionários públicos	171 (25.3)	21 (3.4)	192 (14.8)
Não está a funcionar	47 (6.9)	60 (9.6)	107 (8.2)
Proprietário da loja	71 (10.5)	2 (0.3)	73 (5.6)
Reformado	44 (6.5)	7 (1.1)	51 (3.9)
Total	677 (52.1)	623 (47.9)	1300 (100)

*NA=Não aplicável

> A maioria das mulheres era dona de casa (80,4%) e apenas 8,8% trabalhavam.

> Cinquenta por cento dos homens estavam empregados em empregos privados.

> A população desempregada representa 8,2% da população em estudo (9,6% das mulheres e 6,9% dos homens).

Quadro 8: Distribuição dos participantes no estudo de acordo com a situação económica

Ganhar estatuto	Sexo		Total (%)
	Homens (%)	Mulheres (%)	
Ganhadores	622 (91.9)	85 (13.6)	707 (54.4)
Não assalariados	55 (8.1)	538 (86.4)	593 (45.6)
Total	677 (52.1)	623 (47.9)	1300 (100)

> Cerca de metade (45,6%) dos indivíduos do estudo era dependente.

> A maioria dos homens (91,9%) ganhava dinheiro, em comparação com apenas 13,6% das mulheres.

Quadro 9: Distribuição dos participantes no estudo de acordo com o estatuto socioeconómico*

Situação socioeconómica	Número	%
Superior	24	1.8
Superior Médio	300	23.1
Inferior Médio	444	34.2
Superior Inferior	505	38.8
Inferior	27	2.1
Total	1300	100

*Escala de Kuppuswamy modificada (IPC 2011)

> Mais de metade (57,3%) dos indivíduos do estudo pertenciam a um estatuto socioeconómico médio, enquanto 40,9% pertenciam a um estatuto socioeconómico baixo.

> Apenas 1,8% dos indivíduos do estudo pertenciam a um estatuto socioeconómico superior.

Tabela 10: Distribuição dos participantes no estudo de acordo com o número de pessoas com deficiência em Agregados familiares

Número de pessoas com deficiência no agregado familiar que fazem a barba Deficiência	Número	%
Um	75	19.4
Dois	11	2.7
Três	1	0.6
Sem deficiência	297	77.3
Total	384	100

> Do total de 384 agregados familiares, 75 (19,4%) tinham uma pessoa com deficiência, onze tinham duas pessoas com deficiência e apenas um agregado tinha três pessoas com deficiência.

B. <u>DISTRIBUIÇÃO E PADRÃO DA INCAPACIDADE FÍSICA NOS INDIVÍDUOS DO ESTUDO</u>

De um total de 1300 indivíduos seleccionados para o estudo, 87 (6,7%) apresentavam uma ou mais deficiências físicas. O número total de deficiências encontradas pelas pessoas com deficiência foi de 100.

Tabela 11: Número de deficiências físicas entre os sujeitos do estudo

N=87

Número de deficiências físicas	Homens (%)	Mulheres (%)	Total (%)
Um	42 (56.0)	33 (44.0)	75 (100)
Dois	3 (27.3)	8 (72.7)	11 (100)
Três	1 (100)	-	1 (100)
Total	46 (52.9)	41 (47.1)	87 (100)

> As deficiências múltiplas eram mais comuns nas mulheres (47,1%) do que nos homens (52,9%).

Tabela 12: Deficiência e incapacidade física dos participantes no estudo

Deficiência	Sexo		Total (%)
	Homens (%)	Mulheres (%)	
Deficiência	46 (6.8)	41 (6.6)	87 (6.7)
Imparidade	95 (14.0)	102 (16.4)	197 (15.2)
Nenhuma deficiência/incapacidade	536 (79.2)	480 (77.0)	1016 (78.1)
Total	677 (52.1)	623 (47.9)	1300 (100)

> Aproximadamente um sexto (15,2%) dos sujeitos do estudo sofria de deficiência.

> Do total de indivíduos estudados, 87 (6,7%) sofriam de incapacidade física.

Figura 5 Deficiência e incapacidade física entre os participantes no estudo

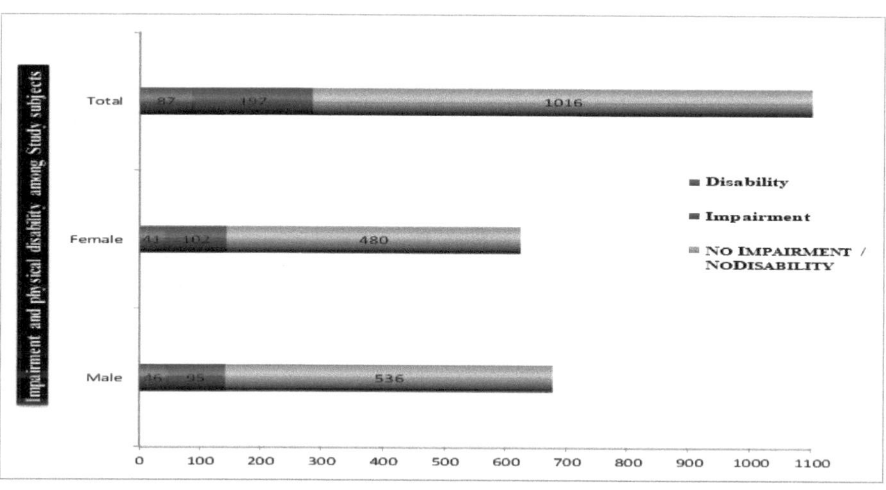

Tabela 13: Distribuição da deficiência física entre os participantes do estudo, por idade

Idade (em anos completos)	Número	Número de pessoas com deficiência	Rácio de prevalência (%)
20 - 29	388	9	2.3
30 - 39	391	4	1.0
40 - 49	258	18	7.0

50 - 59	143	6	4.0
60 - 69	75	21	28.0
70 - 79	35	19	54.3
80 - 89	7	7	100
90 - 99	3	3	100
Total	1300	87	6.7

> A proporção de incapacidade física aumentou drasticamente com a idade avançada.

> Todos os indivíduos do estudo com mais de 80 anos de idade eram portadores de deficiência.

> Figura 6 Distribuição da incapacidade física entre os participantes no estudo, por idade

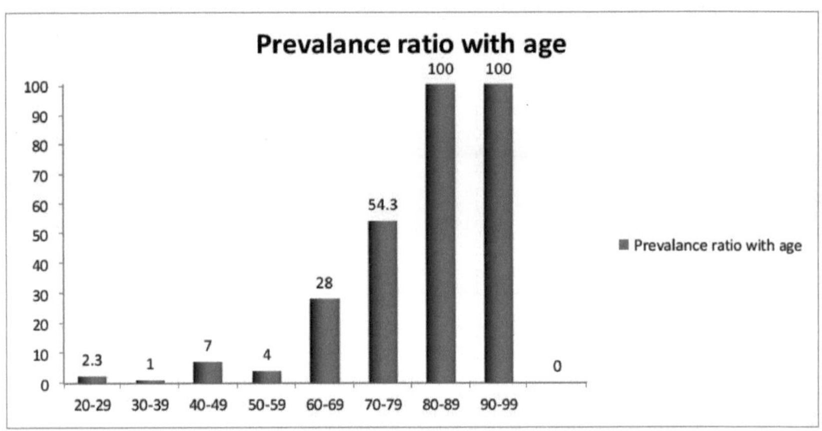

Tabela 14: Tipo de deficiência física entre os participantes do estudo, de acordo com o sexo

n=87

Tipo de deficiência	Sexo		Total (%) n=87
	n=46 Homens (%)	n=41 Mulheres (%)	
Visual	17 (36.9)	21 (51.2)	38 (43.8)
Locomotor	18 (39.2)	16 (39.0)	34 (39.0)
Audição	11 (23.9)	9 (21.9)	20 (23.0)
Discurso	5 (10.9)	3 (7.3)	8 (10.0)

*Tabela de respostas múltiplas

> A deficiência visual foi o tipo de deficiência mais comum (43,8%), com 36,9% de homens e 51,2% de mulheres.

> A deficiência mais comum nas mulheres foi a visual (51,2%), seguida da locomotora (39,0%), da auditiva (21,9%) e da fala (7,3%).

> A deficiência mais comum nos homens foi a locomotora (39,2%), seguida da visual (36,9%), auditiva (23,9%) e da fala (10,9%).

> **Figura 7 Distribuição dos participantes no estudo de acordo com o tipo de deficiência**

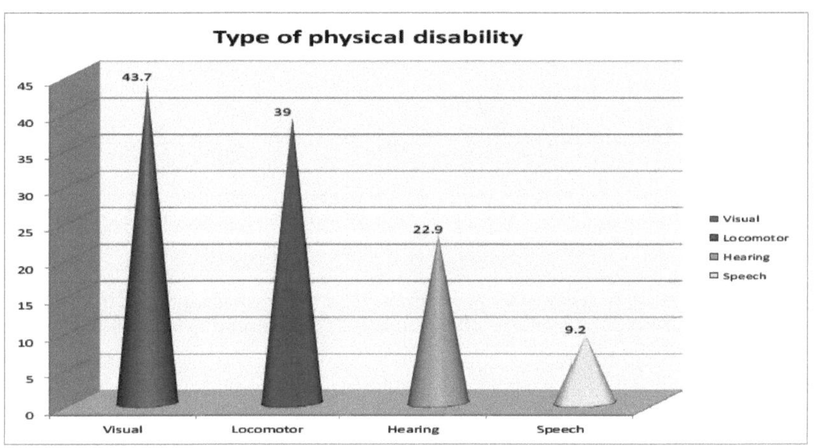

B. 1. DEFICIÊNCIA VISUAL

Tabela 15: Gravidade da deficiência visual nos indivíduos do estudo

Gravidade da deficiência visual		Sexo		Total (%)
		Homens (%)	Mulheres (%)	
Moderado	(6/18-6/36=40%)	11 (64.7)	12 (57.1)	23 (60.5)
Grave	(6/60-4/60= 75%)	5 (29.4)	7 (33.3)	12 (31.6)
Muito grave	(3/60-1/60 =100%)	1 (5.9)	2 (9.5)	3 (7.9)

Total	17 (44.7)	21 (55.3)	38 (100)

> A deficiência visual ligeira foi encontrada em 89 (70,1 %) dos indivíduos do estudo, uma vez que esta categoria não está incluída na deficiência, pelo que não foi considerada na tabela.

> A deficiência visual moderada e grave foi encontrada em (60,5%) e (31,6%) dos indivíduos do estudo, respetivamente.

> Foram também encontradas duas mulheres zarolhas. Foram incluídas na deficiência ligeira.

Tabela 16: Causas de deficiência visual entre os participantes do estudo

Causas da deficiência visual	Sexo		Total (%)
	Homens (%)	Mulheres (%)	
Catarata	8 (47.5)	12 (57.1)	20 (52.6)
Erros de refração	8 (47.5)	5 (23.8)	13 (34.2)
Trauma	1 (5)	3 (14.2)	4 (10.5)
Glaucoma	-	1 (4.9)	1 (2.7)
Total	17 (44.7)	21 (55.3)	38 (100)

> A deficiência visual é mais frequente no sexo feminino (55,3%) do que no sexo masculino (44,7%).

> A catarata foi a causa mais comum (52,6%) da deficiência visual, seguida do erro refrativo (34,2%).

> As mulheres sofrem mais de cataratas (57,1%) do que os homens (47,5%).

B. 2. DEFICIÊNCIA LOCOMOTORA

Tabela 17: Gravidade da incapacidade locomotora nos indivíduos do estudo

Gravidade da incapacidade locomotora	Sexo		Total (%)
	Homens (%)	Mulheres (%)	
Moderado (40%-74%)	12 (52.2)	11 (47.2)	23 (67.6)
Grave (75%-99%)	5 (62.5)	3 (37.5)	8(23.5)
Muito grave (100%)	1 (33.3)	2 (66.7)	3 (8.9)

Total	18 (**52.0**)	16 (**48.0**)	34 (100)

> A maioria dos indivíduos do estudo sofre de uma deficiência locomotora ligeira 64 (65,3%), uma vez que esta categoria não está incluída na deficiência, pelo que não é aqui considerada.

> Deficiência moderada (67,6%), grave (23,5%) e muito grave (8,9%).

Tabela 18: Causas de incapacidade locomotora nos indivíduos do estudo

Causas da deficiência locomotora	Sexo		Total (%)
	Homens (%)	Mulheres (%)	
Lesões e acidentes	8 (44.5)	4 (25.0)	12 (35.4)
Doenças associadas à idade/Degenerativas	4 (22.2)	6 (37.5)	10 (29.5)
Desde o nascimento/malformação congénita	3 (16.7)	2 (12.5)	5 (14.7)
Paralisia pós-pólio	2 (11.1)	3 (18.8)	5 (14.7)
Paralisia (AVC)	1 (5.5)	1(6.2)	2 (5.7)
Total	18 (53.0)	16 (47.0)	34 (100)

> A causa mais comum de incapacidade locomotora foram as lesões e os acidentes (35,4%), seguidos das doenças associadas à idade/degenerativas (29,5%).

> As doenças degenerativas são mais comuns nas mulheres (37,5%) do que nos homens (22,2%).

> A causa mais comum de incapacidade locomotora nos homens foi a lesão e os acidentes (44,5%).

B .3. DEFICIÊNCIA AUDITIVA

Tabela 19: Gravidade da deficiência auditiva nos indivíduos do estudo

Gravidade da deficiência auditiva	Sexo		Total (%)
	Homens (%)	Mulheres (%)	
Moderado (40 - 49%)	7 (43.8)	9 (56.2)	16 (80.0)
Grave (50 - 74%)	3 (100)	-	3 (15.0)

Muito grave (75 - 100%)	1 (100)	-	1 (5.0)
Total	11 (53.0)	9 (47.0)	20(100)

> A maioria dos indivíduos do estudo sofre de uma deficiência auditiva ligeira 33 (62,3%), uma vez que esta categoria não está incluída na deficiência, pelo que não é aqui considerada.

> Deficiência moderada (80,2%), grave (15,0%) e muito grave (5,0%).

Tabela 20: Causas da deficiência auditiva nos indivíduos do estudo

Causas de incapacidade	Sexo		Total (%)
	Homens (%)	Mulheres (%)	
Associada à idade/Presbiacusia	5 (45.5)	2 (22.3)	7 (35.5)
Perfuração da membrana timpânica	3 (27.3)	4 (44.3)	7 (35.5)
Corrimento auditivo	1 (9.9)	2 (22.3)	3 (14.5)
Lesões	1 (9.9)	1(11.1)	2 (9.5)
Desde o nascimento	1 (9.9)	-	1 (5.0)
Total	11 (55.0)	9 (45.0)	20(100)

> As causas mais comuns de deficiência auditiva foram a perfuração da membrana timpânica (35,5%) e a idade avançada (35,5%).

> A causa mais comum de deficiência auditiva nas mulheres foi a perfuração da membrana timpânica (44,3%), enquanto nos homens foi a idade avançada (22,3%).

B.4. DEFICIÊNCIA DA FALA

Tabela 21: Gravidade da incapacidade de fala entre os sujeitos do estudo

Gravidade da deficiência da fala	Sexo		Total (%)
	Homens (%)	Mulheres (%)	
Grave (51-75%)	2 (40.0)	3(60.0)	5 (62.5)
Muito grave (>75%)	2 (66.7)	1 (33.3)	3 (37.5)
Total	5 (62.5)	3 (37.5)	8(100)

> A deficiência ligeira 7(35%) e a deficiência moderada da fala 5(25%) não são consideradas deficiência, pelo que não são consideradas na tabela acima.

> Deficiência grave (62,5%) e muito grave (37,5%).

Tabela 22: Causas de incapacidade de fala entre os sujeitos do estudo

Causas de deficiência/incapacidade	Sexo		Total (%)
	Homens (%)	Mulheres (%)	
Idade associada	1 (20.0)	2 (66.7)	3 (37.5)
Paralisia associada	1 (20.0)	1 (33.3)	2 (25.5)
Malformação congénita/Associada à audição	1 (20.0)	-	1 (12.5)
Retardo mental	1 (20.0)	-	1 (12.5)
Perturbação da voz	1 (20.0)	-	1 (12.5)
Total	5 (62.5)	3 (37.5)	8 (100)

> A causa mais comum de deficiência da fala foi a idade avançada (37,5%), seguida da paralisia associada (25,5%). O número de homens (62,5%) que sofrem de deficiência da fala é superior ao das mulheres (37,5%).

C. <u>COMPORTAMENTO DE PROCURA DE TRATAMENTO</u>

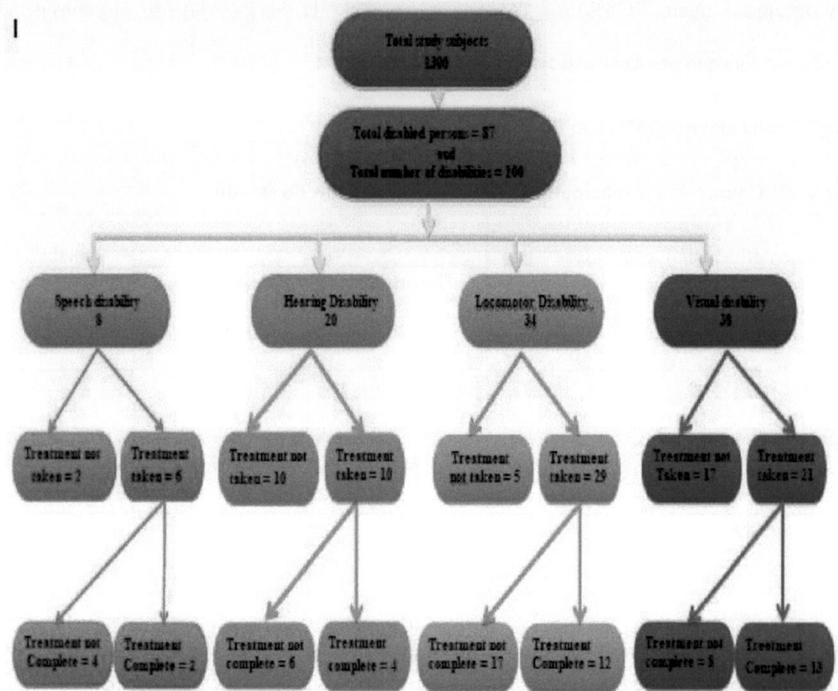

Quadro 23: Deficiências físicas por tratamento procurado

Deficiência física	Masculino		Feminino		Total	
	N	Tratamento procurado (%)	N	Tratamento procurado (%)	N	Tratamento procurado (%)
Visual	17	14 (35.0)	21	7 (27.0)	38	21 (31.8)
Locomotor	18	16 (40.0)	16	13 (50.0)	34	29 (43.9)
Audição	11	6 (15.0.)	9	4 (15.4)	20	10 (15.2)
Discurso	5	4 (10.0)	3	2 (7.6)	8	6 (9.1)
Total	51	40 (61.1)	49	26 (39.9)	100	66 (100)

> Das 100 deficiências, apenas 66% foram objeto de tratamento.

> O comportamento de procura de tratamento para todas as deficiências foi maior nos homens (61,1%) do que nas mulheres (15,4%).

> O comportamento de procura de tratamento foi maior para a incapacidade locomotora, tanto nos

homens (47,0%) como nas mulheres (26,0%).

> De todas as deficiências, o comportamento de procura de tratamento foi menor para a deficiência auditiva, tanto nos homens (30,0%) como nas mulheres (20,0%).

Quadro 24: Local de tratamento consultado pelos participantes no estudo com deficiência física

Local de tratamento	Visual (n=21) (%)	Locomotor (n=29) (%)	Audição (n=10) (%)	Fala (n=6) (%)
Governo	13 (62.0)	28 (96.6)	8 (80.0)	6 (100)
Privado	10 (47.8)	24 (82.6)	6 (60.0)	6 (100)
Início	9 (42.8)	6 (20.9)	5 (50.0)	3 (50)
Quacks	-	16 (55.1)	3 (30.0)	2 (33.3)

*Tabela de respostas múltiplas

> As instituições governamentais foram preferidas para o tratamento de todos os tipos de deficiência, nomeadamente visual (62,0%), locomotora (96,6%), auditiva (80,0%) e da fala (100%).

> Para a deficiência locomotora, o tratamento também foi efectuado por charlatães (55,1%).

Tabela 25: Adesão ao tratamento dos indivíduos do estudo com Incapacidade que procuram tratamento

Cumprimento do tratamento	Visual (%)	Locomotor (%)	Audição (%)	Discurso (%)	Total (%)
Sim	13 (62.0)	12 (41.4)	4 (20.0)	2 (33.3)	31 (47.0)
Não	8 (38.0)	17 (58.6)	6 (30.0)	4 (66.7)	35 (53.0)
Total	21 (31.8)	29 (43.9)	10 (15.2)	6 (9.1)	66 (100)

> Mais de 50% dos sujeitos do estudo cumpriram o tratamento.

> A adesão foi máxima para a deficiência locomotora (43,9%) e mínima para a deficiência da fala (9,1%).

Quadro 26 Razões para os participantes no estudo não aceitarem o tratamento

N=25

Não foi efectuado qualquer tratamento	Visual (n=8)	Locomotor	Audição	Fala (n=2)

	(%)	(n=5) (%)	(n=10) (%)	(%)
Idade associada	5 (62.5)	3 (60.0)	3 (30.0)	2 (100)
Não prejudica o trabalho/não se sente necessidade	6 (80.0)	4 (80.0)	5 (50.0)	-
Não sabe para onde ir/ignorância	4 (50.0)	2 (40.0)	5 (50.0)	1 (50.0)
Falta de dinheiro	5 (62.5)	3 (60.0)	7 (70.0)	1 (50.0)
Ninguém para acompanhar	6 (80.0)	4 (80.0)	6 (60.0)	2 (100)

*Tabela de respostas múltiplas

> A causa mais comum para não fazer tratamento foi não ter ninguém para acompanhar, seguida da falta de dinheiro.

C. RELAÇÃO DA DEFICIÊNCIA FÍSICA COM FACTORES SOCIODEMOGRÁFICOS

Tabela: Incapacidade física por estatuto socioeconómico

Situação socioeconómica	Número	Visual (%)	Locomotor (%)	Audição (%)	Discurso (%)	Total (%)
Superior	24	-	-	-	-	-
Superior Médio	300	6 (2.0)	-	8 (2.7)	-	14 (4.7)
Inferior Médio	444	7 (1.6)	16 (3.6)	7 (1.6)	-	30 (6.7)
Superior Inferior	505	17 (3.7)	10 (2.0)	5 (1.0)	5 (1.0)	37 (7.3)
Inferior	27	4 (14.8)	2 (7.4)	-	-	6 (22.2)
Total	1300	34 (2.6)	28 (2.2)	20 (1.5)	5 (0.4)	87 (6.7)
Valor de p		0.012	0.833	0.0005	0.027	0.09
Grau de liberdade df		1	1	1	1	1
Teste do qui-quadrado χ^2		6.27	0.04	12.19	7.12	2.78

Nota: Para efeitos do cálculo de χ^2, as linhas 1, 2 e 3 foram agrupadas e as linhas 4 e 5 foram agrupadas.

> Verificou-se que a deficiência física é maior (29,5%) na classe baixa do que na classe média

(4,76%), não se verificando qualquer deficiência nas famílias da classe socioeconómica alta.

> No entanto, no que diz respeito à deficiência individual, verifica-se que é significativa para a deficiência visual, auditiva e da fala.

Quadro 28 : Deficiência física segundo o tipo de família

Tipo de família (%)	Número	Visual (%)	Locomotor (%)	Audição (%)	Discurso (%)	Total (%)
Nuclear	640	10 (1.6)	14 (2.2)	8 (1.3)	3 (0.5)	35 (40.2)
Conjunto	660	24 (3.6)	14 (2.1)	12 (1.8)	2 (0.3)	52 (59.8)
Total	1300	34 (2.6)	28 (2.2)	20 (1.5)	5 (0.4)	87 (6.7)
Valor de p		0.019	0.934	0.405	0.972	0.082
Grau de liberdade, df		1	1	1	1	1
Teste do qui-quadrado, χ^2		5.48	0.006	0.692	0.001	3.022

> A proporção de deficiências físicas era mais comum nas famílias conjuntas (59,8%) do que nas famílias nucleares (40,2%).

> Observou-se que a deficiência física não está significativamente relacionada com o tipo de família dos indivíduos do estudo.

Quadro 29: Incapacidade física de acordo com a situação económica

Ganhar estatuto	Número	Visual (%)	Locomotor (%)	Audição (%)	Discurso (%)	Total (%)
Ganhos	707	16 (2.7)	16 (2.7)	12 (1.7)	3 (0.4)	47 (6.6)
Não ganhar	593	18 (3.0)	12 (2.0)	8 (1.3)	2 (0.3)	40 (6.7)
Total	87	34 (39.0)	28 (32.2)	20 (23.0)	5 (5.7)	87 (100)
Valor de p		0.38	0.76	0.61	0.80	0.94
Grau de liberdade df		1	1	1	1	1
Teste do qui-quadrado χ^2		0.755	0.087	0.258	0.06	0.004

> A proporção de deficiências físicas era quase igual entre os que ganhavam (6,6%) e os que não

ganhavam (6,7%)

> Observou-se que a incapacidade física não está significativamente relacionada com o nível de rendimento dos participantes no estudo.

Tabela 30: Incapacidade física de acordo com o estado civil

Estado civil	Número	Visual (%)	Locomotor (%)	Audição (%)	Discurso (%)	Total (%)
Casado	1022	23 (2.3)	12 (1.2)	20 (1.9)	2 (0.2)	57 (5.6)
Viúvo/viúva	61	11 (18.0)	4 (6.6)	-	1 (1.6)	16 (26.2)
Solteiro	205	-	12 (5.8)	-	2 (1.0)	14 (6.8)
Divorciado/ Separado	12	-	-	-	-	-
Total	87	34 (39.0)	28 (32.2)	20 (23.0)	5 (5.7)	87 (100)
Valor de p		0.114	0.0001	0.03	0.11	0.002
Grau de liberdade df		1	1	1	1	1
Teste do qui-quadrado χ^2		2.49	21.76	4.30	2.44	9.51

Nota: Para efeitos do cálculo de χ^2 , as linhas 2, 3 e 4 foram agrupadas num grupo.

> A incapacidade foi mais frequente nos **viúvos/viúvas** (26,2%) do que nos solteiros (6,8%).

> No total, observou-se que a incapacidade física estava significativamente associada ao estado civil dos participantes no estudo.

> Para a deficiência locomotora e auditiva, a diferença foi considerada estatisticamente significativa (P <0,05)

Quadro 31: Deficiência física segundo o nível de instrução

Estatuto de alfabetização (%)	Número	Visual (%)	Locomotor (%)	Audição (%)	Discurso (%)	Total (%)
Analfabeto	188	15 (7.9)	12 (6.4)	-	2 (1.1)	29 (15.4)
Apenas Literato	69	4 (5.8)	1 (0.1)	4 (5.8)	3 (4.3)	12 (16.1)

Primário	56	4 (7.4)	5 (8.9)	-	-	09 (10.3)
Médio	98	-	2 (2.1)	4 (4.1)	-	06 (6.1)
Escola secundária	214	4 (1.8)	6 (2.8)	4 (1.8)	-	14 (6.5)
Secundário sénior	345	4 (1.1)	2 (0.6)	8 (2.3)	-	14 (0.04)
Licenciado	266	3 (1.1)	-	-	-	03 (1.1)
Pós-graduação	64	-	-	-	-	-
Total	87	34 (39.0)	28 (32.2)	20 (23.0)	5 (5.7)	87 (100)
Valor de p		0.0001	0.001	0.463	0.0001	0.0001
Grau de liberdade df		2	2	2	2	2
Teste do qui-quadrado χ^2		29.91	12.62	1.53	20.37	54.96

Nota: Para efeitos do cálculo de χ^2, as linhas 1, 2 e 3, 4, 5 e 6, 7, 8 foram agrupadas num grupo.

> Verificou-se que a deficiência é maior nas pessoas analfabetas (15,4%) e nas pessoas apenas alfabetizadas (16,1%), não havendo deficiência nos pós-graduados.

> No total, observou-se que a deficiência física estava significativamente associada ao nível de escolaridade dos indivíduos do estudo, exceto no caso da deficiência auditiva, em que não se observou qualquer diferença significativa.

Quadro 32: Deficiência física segundo a situação profissional

Situação profissional	Número	Visual (%)	Locomotor (%)	Audição (%)	Discurso (%)	Total (%)
Reformado	51	14 (27.5)	1 (1.9)	8 (15.7)	-	23 (45.1)
Não está a funcionar	107	1 (0.9)	8 (7.5)	-	2 (1.8)	11 (10.2)
Dona de casa	501	15 (3.0)	4 (0.8)	8 (1.6)	1 (0.2)	28 (5.5)
Lojista	73	-	7 (9.6)	3 (4.1)	-	10 (13.7)
Funcionário público	192	4 (2.08)	-	-	-	4 (2.08)
Empregado privado	376	-	8 (2.1)	1 (0.3)	2 (0.5)	11 (2.9)
Total	1300	34 (2.6)	28 (2.2)	20 (1.5)	5 (0.4)	87 (6.7)

Valor de p	0.0001	0.79	0.015	0.67	0.0001
Grau de liberdade df	1	1	1	1	1
Teste do qui-quadrado χ^2	18.17	0.07	5.84	0.017	15.78

Nota: Para efeitos do cálculo de χ^2, as linhas 1, 2, 3 e as linhas 4, 5, 6 foram reunidas num grupo

> A maioria das incapacidades foi encontrada em indivíduos do estudo reformados (45,1%), seguidos de lojistas (13,7%) e não activos (10,2%).

> A incapacidade visual máxima registou-se nos reformados (27,5%), seguidos das donas de casa (3,0%).

> A incapacidade locomotora máxima registou-se no lojista (9,6%), seguido do não trabalhador (25%)

> Observou-se que a deficiência física estava significativamente associada à ocupação dos indivíduos do estudo, exceto no caso da deficiência locomotora e da fala, em que a diferença não foi significativa.

No caso da deficiência visual, nenhum dos indivíduos do estudo estava a utilizar **medidas de reabilitação**.

Para a deficiência locomotora, 5 (13,6%) sujeitos do estudo estavam a usar bengalas/canetas e 6 (15,9%) sujeitos do estudo estavam a usar paquímetros. Para a deficiência auditiva 5 (25%) utilizavam aparelhos auditivos e para a deficiência da fala 2 (25%) utilizavam medidas de reabilitação (terapia da fala).

DISCUSSÃO

Os estudos para determinar a prevalência e o padrão da deficiência são escassos na Índia; a maioria dos estudos efectuados na Índia incide sobre deficiências individuais. Além disso, em muitos deles, os dados foram recolhidos por trabalhadores no terreno que, devido a conhecimentos e formação limitados sobre o tema, não conseguiram detetar um grau ligeiro de deficiência. O presente estudo foi planeado para colmatar esta lacuna.

O presente estudo foi realizado em Harijan Basti, no sudoeste de Deli, com o objetivo principal de estudar o padrão de várias deficiências, nomeadamente as deficiências locomotoras, visuais, da fala e auditivas, entre a população adulta (20 anos ou mais) e os respectivos comportamentos de reabilitação e de procura de tratamento. Foram identificadas 1300 pessoas a partir de uma população de 7200 pessoas que residem em 1200 agregados familiares, através de uma amostragem aleatória sistemática. O investigador procedeu ao rastreio e ao exame pormenorizado dos sujeitos de estudo afectados. Os sujeitos do estudo em que foi detectada uma deficiência auditiva foram encaminhados para a Deen Dayal Upadhyay para a realização de audiometria. Após um exame completo e pormenorizado, os indivíduos do estudo que necessitaram de encaminhamento foram encaminhados para centros de encaminhamento superiores, incluindo o Deen Dayal Upadhyay Hospital, Harinagar; o Safdarjung Hospital e o Lady Hardinge Medical College para tratamento posterior.

I. PERFIL SÓCIO-DEMOGRÁFICO DOS PARTICIPANTES NO ESTUDO :

- Idade

No presente estudo, a idade dos indivíduos do estudo variou entre 20 e 99 anos e a idade média foi de 38±7,5 anos. As pessoas com 60 anos ou mais constituíam 9,2 % da população. Esta proporção é superior aos resultados do recenseamento de 2001[71] (global - 7,5%, homens - 7,1% e mulheres - 7,8%). A proporção mais elevada de população geriátrica pode ser explicada com base numa melhor disponibilidade de instalações de saúde. No entanto, neste estudo, a distribuição por sexo acima dos 60 anos favorece as mulheres (10,1%) em comparação com os homens (8,4%).

- Sexo

No presente estudo, havia 677 homens (52,1%) e 623 mulheres (47,9), o que corresponde a um rácio de 919 mulheres por cada mil homens, inferior ao rácio nacional de 940 mulheres por cada mil homens (Censos da Índia 2011), mas superior ao rácio de Deli (866 por cada mil Censos da Índia 2011)[7] . Este facto pode dever-se à presença de população migrante nesta área, que inclui tanto homens como mulheres, ao contrário do que acontecia anteriormente, em que apenas os homens saíam para trabalhar, deixando a família para trás (resultados provisórios do Censo de 2011).

- **Educação**

A taxa de alfabetização global no presente estudo foi de 80,2% (91,1% nos homens e 68,6% nas mulheres), superior à taxa de alfabetização nacional de 74,0% (82,14% nos homens e 65,46% nas mulheres. Censo da Índia 2011)[69] , mas inferior à taxa de alfabetização de Deli, que foi de 86,34% (91,0% nos homens e 81,0% nas mulheres).A taxa de alfabetização feminina é baixa quando comparada com a taxa nacional de alfabetização feminina, porque uma parte da população da área de estudo é composta por migrantes, em que a taxa de alfabetização é baixa, e o número de mulheres com 60 anos de idade é maior neste estudo, a maioria das quais não tem instrução. [Tabela 4]

- **Ocupação**

De acordo com o recenseamento da Índia (2001), a maioria (93,4%) das mulheres do sudoeste de Deli eram donas de casa. No presente estudo, foram observados resultados semelhantes, com a maioria (80,4%) das mulheres a serem donas de casa e apenas 8,8% das mulheres empregadas, das quais a maioria estava envolvida em trabalhos braçais, como empregadas domésticas e trabalhadoras por conta de outrem. 50% dos homens trabalhavam em empregos privados. A população desempregada representava 8,2% do total [Quadro 7]

- **Condição socioeconómica**

Mais de metade (57,3%) dos sujeitos do estudo pertenciam a um estatuto socioeconómico médio, seguido da classe baixa (40,9%) e muito poucos pertenciam à classe alta (1,8%), de acordo com a escala de Kuppuswamy modificada de 2011 [Tabela 8].

- **Tipo de família**

Aproximadamente metade dos indivíduos do estudo, 640 (49,2%), pertencia a uma família nuclear e os restantes 660 (50,8%) pertenciam a famílias conjuntas. O número de agregados familiares com famílias conjuntas aumentou 77% nos subúrbios e 35% nas cidades desde há uma década, revela uma análise pormenorizada dos dados do Censo de 2011 (Times of India, 24 de março de 2012). Num estudo realizado por Vashist P. (1998)[67] no sudoeste de Deli, a proporção de famílias nucleares era de 69,2% e a de famílias conjuntas de 30,8%. [Quadro 5].

- **Ganhar estatuto**

No presente estudo, cerca de metade (45,6%) dos indivíduos do estudo era dependente. A maioria dos homens (91,9%) ganhava dinheiro, em comparação com apenas 13,6% das mulheres. [Tabela 9]

- **Número de pessoas com deficiência nos agregados familiares**

De acordo com o NSS 58th round (2002)[17] cerca de 92% dos agregados familiares têm uma pessoa com deficiência, 7% dos agregados familiares têm duas pessoas com deficiência e os restantes 1% dos agregados familiares têm duas ou mais pessoas com deficiência. No presente estudo, 77,3% dos agregados familiares não tinham pessoas com deficiência e, dos agregados familiares (22,7%) em que foram encontradas pessoas com deficiência, 75 (85,2%) tinham uma pessoa com deficiência, enquanto 11 (12,6%) tinham duas pessoas com deficiência e 2 (2,2%) agregados familiares tinham três pessoas com deficiência. [Quadro 10] (não indicado no quadro)

B. DISTRIBUIÇÃO E PADRÃO DA DEFICIÊNCIA FÍSICA NOS PARTICIPANTES NO ESTUDO

No Sudeste Asiático, a prevalência da deficiência varia entre 1,5 e 21,3% da população total, consoante a definição utilizada e a gravidade da deficiência[61] Karkee R (2008)[29] , registou uma prevalência de 4,87% no Nepal. Num inquérito (deficiência no Bangladesh) realizado pelo Banco Mundial (2004)[15] foram registadas 10,62 deficiências por 1000 habitantes.

No presente estudo, verificou-se que 197 (15,2%) dos indivíduos do estudo apresentavam incapacidade (incluindo uma incapacidade ligeira (<40%), de acordo com os critérios classificados pelo Ministério da Segurança Social da Índia) e 87 **(6,7%) apresentavam incapacidade, o** que, comparativamente, é superior ao de outros estudos, como se pode ver na tabela seguinte: [Tabela 12].

Número de série	Grupo de estudo	Ano	Prevalência da deficiência
1.	Relatório do Banco Mundial	2011	5-8%
2.	Amarjeet Singh	2008	4.8%
3	Sagar Borker	2008	3.9%
4.	NSS ronda 58 th	2002	1.8%
5.	Censo da Índia	2001	2.1%

A diferença pode ser explicada com base na definição diferente de deficiência utilizada e no facto de, no presente estudo, o investigador ter selecionado e examinado ele próprio a população em estudo, pelo que os casos não foram perdidos. Além disso, os indivíduos foram encaminhados para o hospital de referência (D.D.U.), onde também foi feita audiometria para determinar a percentagem exacta de deficiência auditiva e foi também realizado um exame visual para garantir a exatidão dos resultados.

Os vários tipos de deficiência física detectados neste estudo foram a visual (43,8%), a locomotora (39,0%), a auditiva (23%) e a da fala (10,0%), sendo o total superior a 100, uma vez que a deficiência múltipla também foi tida em conta. No total, 87 indivíduos do estudo eram portadores de deficiência e o número total de deficiências era de 100. A prevalência da deficiência total foi maior no sexo masculino (6,8%) do que no sexo feminino (6,6%) (tabela de respostas múltiplas) [Tabela 14].

No presente estudo, verificou-se também que a deficiência visual era o **tipo mais comum** (43,8%) de todas as deficiências físicas, sendo que 36,9% dos homens e 51,2% das mulheres sofriam dessa deficiência. A deficiência mais frequente nas **mulheres foi a** visual (51,2%), seguida da locomotora (39,0%), da auditiva (21,9%) e da vocal (7,3%). A **deficiência mais frequente nos homens** foi a locomotora (39,2%), seguida da visual (36,9%), da auditiva (23,9%) e da vocal (10,9%) [Tabela 14].

Ao comparar o presente estudo com outros estudos, foram encontrados resultados semelhantes: Amarjeet Singh (2008)[3] constatou que a deficiência visual (41,80%) era máxima, seguida da deficiência auditiva e da fala em conjunto (22,41%) e da deficiência locomotora (19,39); Censos da Índia (2001)[71] a deficiência visual era máxima (49,0%), seguida da locomotora (28,0%), da auditiva e da fala.

S.patel (2009)[46] mostraram que os homens têm um risco significativamente mais elevado de ter diferentes tipos de deficiência do que as mulheres. Sagar Borker (2008)[5] A prevalência global de deficiência era mais elevada nos homens (4,2%) do que nas mulheres (3,6%).

- Distribuição etária

Verificou-se que a prevalência da deficiência física aumenta com o avançar da idade. No presente estudo, observou-se que a proporção de incapacidade física aumentou drasticamente após os 60 anos, tendo-se verificado que todo o grupo etário dos 80 anos sofria de um ou outro tipo de incapacidade. Isto pode dever-se ao facto de a catarata e a artrite, as duas principais causas de deficiência encontradas neste estudo, serem mais comuns neste grupo etário. [Quadro 13].

Foram encontrados resultados semelhantes noutros estudos. S. Patel (2009)[46] constatou que as deficiências locomotoras (40%), visuais (30%) e auditivas (22%) predominam entre as pessoas com deficiência de idade avançada. Amarjeet Singh (2008)[19] constatou que a taxa de incapacidade era significativamente mais elevada em pessoas com 55 anos ou mais (31%) do que em 5,4% no grupo etário dos 25-54 anos e 0,1% no grupo etário com menos de 25 anos. Pati RR. (2004)[47] referiu que a prevalência da deficiência era de 7,4%, sendo mais elevada no grupo etário dos 45-59 anos. Verificou-se que uma tendência semelhante prevalecia em todo o mundo (OMS 1998).

- **Classe socioeconómica**

No presente estudo, 29,5% das deficiências físicas foram encontradas na classe baixa, em comparação com a classe média (4,76%), não tendo sido observada qualquer deficiência nas famílias da classe socioeconómica alta. Este resultado é comparável ao do estudo realizado por Sagar Borker et al.

(2008)[5] . Este estudo encontrou uma prevalência máxima de incapacidade na classe social baixa de 10,5%. Também no estudo de Pati R R. (2004)[47] a prevalência de incapacidade foi mais baixa no grupo socioeconómico alto, com 0,95%, 0,09% e 1,72% nos grupos socioeconómicos alto, médio e baixo, respetivamente. Além disso, a capacidade de pagar o tratamento é maior na classe alta. [Tabela 27].

- **Tipo de família**

No presente estudo, o rácio de prevalência da deficiência física foi mais elevado nas famílias conjuntas (59,8%) do que nas famílias nucleares (40,2%), mas a associação não foi estatisticamente significativa. [Tabela 28].

- **Estado civil**

O presente estudo mostra que a incapacidade física é maior no grupo dos viúvos (26,2%), seguido do grupo dos solteiros (6,8%). Em comparação com o grupo dos casados (5,6%), este resultado foi considerado estatisticamente significativo. Este resultado pode dever-se ao estigma e à discriminação que impedem as famílias de estabelecer relações conjugais com pessoas com deficiência. 6,8% dos indivíduos do estudo não eram casados. [Tabela 30].

- **Situação da literacia**

No presente estudo, verificou-se que a incapacidade física era maior nas pessoas analfabetas (15,4%) e nos indivíduos do estudo apenas alfabetizados (16,1%), não havendo incapacidade nos pós-graduados. A relação foi observada como sendo altamente significativa. Este facto pode dever-se à falta de sensibilização e de conhecimentos sobre os serviços de tratamento disponíveis. [Tabela 31]

- **Ocupação**

Considerando a ocupação dos participantes no estudo. Neste estudo, a maioria das incapacidades foi encontrada em indivíduos reformados (45,1%), seguidos de lojistas (13,7%) e não activos (10,2%). A incapacidade locomotora máxima foi encontrada nos lojistas (9,6%). Isto pode dever-se ao facto de a natureza do trabalho não exigir muita mobilidade. A incapacidade foi mais frequente no grupo dos reformados, uma vez que está associada à idade progressiva. Observou-se que a incapacidade física estava significativamente associada à ocupação dos indivíduos do estudo e, no que diz respeito ao grupo etário dos desempregados, pode dever-se à natureza incapacitante da incapacidade que os impede de trabalhar. [Tabela 32]

Deficiência visual

No presente estudo, verificou-se que o número **máximo** de deficientes físicos era portador de deficiência visual (43,8%). [A deficiência visual ligeira foi encontrada em 89 (70,1%) dos indivíduos do estudo, uma vez que esta categoria não está incluída na deficiência, pelo que não foi considerada na tabela] e, dos que foram considerados deficientes, a deficiência visual moderada, grave e muito grave foi encontrada em 60,5%, 31,6% e 7,9% dos indivíduos do estudo, respetivamente]. Estes resultados são semelhantes aos de outros estudos. Sagar Borker (2008)[5] no seu estudo concluiu que a deficiência visual era máxima (41,8%). Amarjeet Singh (2008)[3] concluiu que a deficiência visual era máxima (39,65%). [Tabela 14, 15]

No presente estudo, a deficiência visual foi **mais frequente nas mulheres** (55,3%) do que nos homens (44,7%), o que pode ser explicado pelo facto de a catarata, que é a principal causa de deficiência, ser mais frequente nas mulheres do que nos homens. Além disso, no presente estudo, as mulheres são mais ignorantes em relação à deficiência visual do que os homens. Em comparação com outros estudos, foram obtidos resultados semelhantes. Pati R R. (2004)[47] também constatou que a deficiência visual era mais frequente nas mulheres (60%) do que nos homens (40,0%). Murthy S (2003)[22] constatou que a prevalência da cegueira estava significativamente associada à idade, ao sexo, à literacia, ao local de residência e à situação profissional. Resultados semelhantes foram também observados no inquérito nacional NSS 58th (2002)[17] [Quadro 15].

No presente estudo, a **causa mais comum** de deficiência visual foi a catarata. Os resultados são semelhantes aos do inquérito nacional NSS 58th (2002)[17] , no qual a catarata foi considerada a principal causa de deficiência visual. Também se documentou que a catarata é a causa mais significativa de cegueira bilateral, tanto na Índia como à escala global, por P K Nirmalan (2002)[43] .

Serge Resnikoff et al. (2002)[50] referem que a catarata é a principal causa de cegueira (30 %). Mansur M. R. (2001)[37] descobriu que as principais causas de cegueira bilateral entre a população estudada eram a catarata (44,2%), [Tabela 16]

Deficiência locomotora

No presente estudo, 39,0% dos casos apresentavam deficiência locomotora, dos quais 16 (48%) eram mulheres e 18 (52,0%) eram homens. [A incapacidade locomotora ligeira foi encontrada em 64 (65,3%) dos indivíduos do estudo, uma vez que esta categoria não está incluída na incapacidade, pelo que não foi considerada na tabela] e dos que foram considerados incapacitados, a incapacidade locomotora moderada, grave e muito grave foi encontrada em 67,6%, 23,5% e 8,9% dos indivíduos do estudo, respetivamente. Verificou-se que a deficiência locomotora estava significativamente associada ao estado civil e à escolaridade (Tabela 30, 31). Os resultados do presente estudo são semelhantes aos de outros estudos. E Odding (1990)[56] no seu *"Estudo de Roterdão"* referiu que a prevalência da deficiência locomotora era de 24,5% nos homens e de 40,5% nas mulheres com 55 anos ou mais. [Tabela 14, 17].

No presente estudo, a **causa** mais comum de incapacidade locomotora foram as lesões e os acidentes (35,4%). As doenças degenerativas foram mais frequentes no sexo feminino (37,5%) do que no sexo masculino (22,2%). A causa mais comum de incapacidade locomotora no sexo masculino foi a lesão e os acidentes (44,5%). O número total de paralisias pós-poliomielite registadas neste estudo foi de 5 (3 no sexo masculino e 2 no sexo feminino). Ao comparar os resultados com outro estudo efectuado por Shekhar B P.et al (2008)[58] . Este verificou que a lesão de algum tipo era a causa comum de incapacidade locomotora. [Tabela 18].

Deficiência auditiva

A proporção de deficiência auditiva no presente estudo foi de 23,0%, dos quais (45,0%) eram mulheres e (55,0%) eram homens. Este achado pode estar relacionado com a perda auditiva induzida por ruído ocupacional, que afecta diferentemente os homens. [Tabela 14] Os resultados foram semelhantes a outros estudos, nomeadamente o de K Anne Greville PhD (2001)[21] , que concluiu que a prevalência global era significativamente maior no sexo masculino do que no feminino. Cruikshank's KJ et al. (1998)[11] constatou que a prevalência de estimativas de deficiência auditiva variava entre 20,6% em adultos com idades compreendidas entre os 48 e os 59 anos e 90% em adultos com mais de 80 anos. Giri, Purushottam A (2010)[20] descobriram que as doenças otorrinolaringológicas eram mais comuns entre os homens (61,7%).

- Gravidade

No presente estudo, a maioria dos indivíduos do estudo sofria de deficiência auditiva ligeira 33 (62,3%) [uma vez que esta categoria não está incluída na deficiência, por isso não foi considerada na tabela] e, dos que foram considerados deficientes, a deficiência auditiva moderada, grave e muito grave foi encontrada em 80,0%, 15,0% e 5,0% dos indivíduos do estudo, respetivamente [Tabela 19].

No presente estudo, as **causas** mais comuns de deficiência auditiva foram a perfuração da membrana timpânica (35,5%) e a velhice/presbiacusia (35,5%). A causa mais comum de deficiência auditiva nas mulheres foi a perfuração da membrana timpânica (44,3%), enquanto nos homens foi a velhice (45,5%). Verificou-se que a deficiência auditiva estava significativamente associada ao estatuto socioeconómico, ao estado civil e ao estatuto profissional. [Giri, Purushottam A (2010)[20] A presbiacusia foi o problema otológico mais comum (53,9%). pessoas com estatuto socioeconómico mais baixo (75%), analfabetos (65%), trabalhadores sem terra (65%) e o grupo etário (65-69 anos) entre a população geriátrica, *(2002)*[1] descobriram que as 3 causas mais comuns eram a otite média com efusão (30,7%), a presbiacusia (22,7%) e a otite média crónica supurativa (13,2%). No NSS 58th round (2002)[17] , a causa mais comum foi a velhice (21,3%), seguida de corrimento auricular (18,6%), Outros (8,7%) e queimaduras e ferimentos (5,3%). A OMS[61] afirma que a deficiência auditiva ou presbiacusia pode começar a partir dos 50 anos de idade e foi mais prevalente na população com perda auditiva de causas não infecciosas, das quais o envelhecimento foi aparentemente a mais proeminente.

Deficiência da fala

No presente estudo, 10,0% dos casos apresentavam deficiência da fala, dos quais 37,5% eram mulheres e 62,5,0% eram homens. Em termos de gravidade, 7 (35%) tinham uma deficiência ligeira da fala, seguida de uma deficiência moderada da fala 5 (25%) (a fala ligeira e moderada não foi considerada como deficiência, pelo que não foi incluída na tabela) e, dos que foram considerados deficientes, a deficiência grave e muito grave foi de 62,5% e 37,5%, respetivamente. Mais homens (62,5%) sofriam de deficiência da fala do que mulheres (37,5%) [Quadros 14, 19 e 20]. Verificou-se que a deficiência da fala estava significativamente associada ao estatuto socioeconómico e profissional. [Tabela 27 e 32].

As proporções são ligeiramente inferiores às encontradas no inquérito nacional NSS, ronda 58th (2002)[17] , no qual a prevalência da deficiência da fala foi de 11,7%. Este facto pode dever-se à diferença na definição utilizada por ambos os estudos.

- Causas

No presente estudo, as várias causas de deficiência da fala foram: Associada à idade (37,5%), Associada à paralisia (25,5%), Associada à deficiência auditiva (12,5%), Associada ao atraso mental (12,5%) e Distúrbios da voz (12,5%)[Tabela22].

De acordo com o inquérito nacional NSS, ronda 58th (2002)[17] , a perturbação da voz foi detectada em 12,6%, seguida de paralisia - 11,9%, outras - 8,3%, fenda palatina - 4,5%, intervenção médico-cirúrgica - 3,8%, doença mental - 2,8%, deficiência auditiva - 1,6%, velhice - 1,1%, queimaduras e ferimentos - 0,9% e outras doenças - 25,2%.

Abrol et al. (1977) descobriram no seu estudo que a taxa de prevalência de deficiência da fala era de 40/1000 habitantes. Os defeitos de articulação eram os mais comuns (14/1000), sendo os outros a gaguez (2,8/1000) e a disfonia (16,8/1000)

COMPORTAMENTO DE PROCURA DE TRATAMENTO

A deficiência, se for corretamente gerida, pode ter um impacto relativamente pequeno na vida de uma pessoa. Com um tratamento médico adequado e medidas de reabilitação, uma pessoa com deficiência pode ter poucas limitações quando se trata de gerir as actividades da vida diária. Por outro lado, um tratamento deficiente, se não for tratado, limita seriamente as actividades diárias da pessoa afetada.

No presente estudo, verificou-se que, de um total de 100 deficiências, apenas 66% procuraram tratamento. O comportamento de procura de tratamento para todas as deficiências foi maior nos homens (61,1%) do que nas mulheres (39,9%). O comportamento de procura de tratamento foi maior para a deficiência locomotora, tanto nos homens (40%) como nas mulheres (50%). De todas as deficiências, o comportamento de procura de tratamento foi menor para a deficiência da fala, tanto nos homens (10,0%) como nas mulheres (7,6%). Verificou-se que as instituições públicas eram preferidas para o tratamento de todos os tipos de deficiência, nomeadamente visual (62,0%), locomotora (96,6%), auditiva (80,0%) e da fala (100%). Tal pode dever-se ao facto de o tratamento ser gratuito e à acessibilidade. No caso da deficiência locomotora, o tratamento também foi efectuado por charlatães (55,1%). [Quadros 23, 24 e 25].

No presente estudo, aproximadamente um terço dos indivíduos do estudo completou o tratamento. A adesão foi máxima para a deficiência locomotora (35,5%) e mínima para a deficiência da fala (25,0%). A razão mais comum para a não realização do tratamento foi a ausência de acompanhante, seguida da falta de dinheiro. As outras razões estavam associadas à idade, ao facto de não dificultar o trabalho e à ignorância, no sentido em que os indivíduos com deficiência não sabiam para onde ir. [Quadro 26]. Estes resultados são semelhantes aos de outros estudos. Santoshi Halde[55] (1999) revelou que 64% dos deficientes ortopédicos eram vítimas da poliomielite. As principais razões para o tratamento incompleto foram as restrições financeiras, o comportamento ortodoxo e a superstição. Os pais não tinham conhecimento e ignoravam os tratamentos médicos. Alguns pais, provenientes de zonas rurais, preferiam charlatães ou até aplicavam alguns remédios caseiros aconselhados por outros, o que, em alguns casos, afectava negativamente o resultado.

O Governo da Índia estabeleceu vários programas e políticas para melhorar a qualidade de vida das pessoas com deficiências. No entanto, mais de 2-3% das pessoas com deficiência podem beneficiar dos serviços de reabilitação[65] . Ganesh Kumar et.al. (2004)[33] constatou que 50% das pessoas com deficiência recebiam algum tipo de serviços médicos ou cirúrgicos, mas que os outros tipos de serviços de reabilitação eram deficientes. S.patel (2003)[46] referiu que a maior parte das pessoas estudadas em Haryana, Rajasthan, Uttar Pradesh e Gujarat já tinham recebido ou estavam atualmente a receber tratamento após o início da deficiência. Por outro lado, as pessoas de Arunachal Pradesh, Mizoram e Sikkim não tinham efectuado qualquer tratamento após o início da deficiência. As probabilidades de uma pessoa com deficiência do sexo masculino recorrer a tratamento eram maiores do que as das pessoas com deficiência do sexo feminino. Além disso, a probabilidade de recorrer a tratamento por parte de pessoas idosas com deficiência, viúvas/divorciadas/separadas, que vivem sozinhas e que pertencem a agregados familiares analfabetos e a famílias com fracos recursos económicos era bastante baixa em comparação com as outras pessoas. Resultados semelhantes são também encontrados no presente estudo.

Hossain G.M.(1998)[24] , efectuou um estudo nas zonas rurais do Bangladesh que revelou que cerca de 81% das pessoas com deficiência tinham recorrido a algum tipo de cuidados de saúde, enquanto mais de metade consultou profissionais mal qualificados da medicina moderna.

Num inquérito efectuado em aldeias de U.P. e Tamil-Nadu (2005)9 , procurou-se saber quais as razões para não receber tratamento. As principais razões encontradas foram: Não podiam pagar os serviços (70,5%), não havia serviços na zona (52,3%), transporte (20,5%), inacessibilidade (13,6%), os prestadores não tratam as pessoas (15,9%) e outros (2,3%).

No caso da deficiência visual, nenhum dos indivíduos do estudo estava a utilizar **medidas de reabilitação**.

Para a incapacidade locomotora, 13,6% dos participantes do estudo utilizavam bengalas/canetas e 15,9% utilizavam paquímetros.

Relativamente à deficiência auditiva, 25,0% dos indivíduos do estudo utilizavam aparelhos auditivos.

Para a deficiência da fala, 25,0% dos sujeitos do estudo estavam a utilizar medidas de reabilitação (terapia da fala).

O presente estudo indicou que, dos 1300 participantes, 87 (6,7%) eram portadores de deficiência física. O número total de deficiências foi de 100. A deficiência máxima era do tipo visual. No conjunto, a deficiência física era mais frequente nos homens do que nas mulheres, exceto no caso da deficiência visual, em que as mulheres eram mais afectadas. Apenas 66% dos deficientes físicos estavam a receber tratamento e, dos que procuraram tratamento, apenas 47% o concluíram. A causa mais comum para a não realização do tratamento foi o facto de não haver ninguém para o acompanhar e a falta de dinheiro. Os serviços de reabilitação foram pouco utilizados. Os resultados são bastante comparáveis aos do inquérito nacional NSS 2002, que mostra que a situação das pessoas com deficiência não melhorou ao longo do tempo.

Os deficientes foram privados de todas as oportunidades de desenvolvimento social e económico. Foram-lhes negadas facilidades básicas como a saúde, a educação e o emprego. Apesar de várias declarações internacionais e nacionais, os direitos das pessoas com deficiência não passaram do papel. Dada a magnitude do problema, é importante que as pessoas com deficiência recebam uma atenção mais rápida e sincera por parte dos vários intervenientes.

CONCLUSÕES:

Estima-se que mais de mil milhões de pessoas vivam com algum tipo de deficiência, ou seja, cerca de 15% da população mundial (com base nas estimativas da população mundial de 2010). Na Índia, o número estimado de pessoas com deficiência é de 16,32 milhões. O número de pessoas com deficiência está a aumentar. O risco de deficiência é maior nas idades mais avançadas e a população nacional está a envelhecer a um ritmo sem precedentes. Verifica-se também um aumento global das doenças crónicas, como a diabetes, as doenças cardiovasculares e as perturbações mentais, que influenciarão a natureza e a prevalência da deficiência. O estudo das causas de morbilidade, mortalidade e deficiência pode fornecer uma ideia clara e aprofundada sobre a situação da doença na população. Este estudo tenta traçar um quadro da deficiência em Deli.

Foi realizado um estudo transversal de base comunitária em Harijan Basti, no sudoeste de Deli, com o objetivo principal de estudar o padrão de várias deficiências, nomeadamente as deficiências locomotoras, visuais, da fala e auditivas na população adulta (20 anos ou mais) e o respetivo comportamento de reabilitação e procura de tratamento. As observações mais salientes do estudo são mencionadas a seguir;

1. A prevalência da deficiência física foi de 6,7% e o número total de deficiências foi de 100 em 87 indivíduos de um total de 1300, com o número máximo de deficiências visuais, ou seja, 43,8%, seguidas das locomotoras, 39,0%, das auditivas, 23,0%, e das da fala, 10,0%. Neste estudo, verificou-se que 75 indivíduos apresentavam uma deficiência simples, 11 indivíduos apresentavam uma deficiência dupla e uma pessoa apresentava três deficiências físicas.

2. Verificou-se que a deficiência física aumenta com o aumento da idade. Verificou-se que todos os indivíduos com mais de 80 anos sofriam de um ou outro tipo de deficiência física.

3. Verificou-se que a deficiência física era maior nos homens (10,9%) do que nas mulheres (7,3%), exceto no caso da deficiência visual, em que a percentagem de mulheres (55,3%) era maior do que a dos homens (44,7%).

4. A proporção de deficiência visual foi a mais elevada (43,8%) do total de deficiência física. A percentagem de mulheres (55,3%) com deficiência visual era superior à dos homens (44,7%). (A deficiência visual ligeira não foi tida em conta, uma vez que não se enquadra nos critérios de deficiência). A deficiência visual moderada foi a mais elevada (60,0%), seguida da grave (31,6%) e da muito grave (7,9%). Em todas as classes de gravidade, o número de mulheres foi superior ao dos homens. Mais de metade dos casos foram causados por cataratas (52,6%), seguidas de erro refrativo (34,2), traumatismo (10,5) e glaucoma (2,7%). A prevalência da cegueira foi significativamente associada à idade, ao sexo, à literacia, ao local de residência e à situação profissional

5. Os casos de deficiência locomotora corresponderam a 39,0% do total de deficiências físicas. Destes, 16 (48%) eram mulheres e 18 (52,0%) eram homens. A maioria dos indivíduos do estudo sofria de deficiência locomotora ligeira (65,3%) (que não é tida em conta por não se enquadrar nos critérios de deficiência), seguida de deficiência moderada (67,6%), grave (23,5%) e muito grave (8,9%).As doenças degenerativas foram mais frequentes no sexo feminino (37,5%) do que no sexo masculino (22,2%). A causa mais frequente de deficiência locomotora no sexo masculino foram as lesões e os acidentes (44,5%). Verificou-se que a incapacidade locomotora estava significativamente associada ao estado civil e à escolaridade.

6. A proporção de deficiência auditiva no presente estudo foi de 23,0%, dos quais (47,0%) eram mulheres e (52,0%) eram homens. A maioria dos indivíduos do estudo sofria de deficiência auditiva ligeira (62,3%) (que não é tida em conta, uma vez que não se enquadra nos critérios de deficiência), seguida de deficiência moderada (80,2%), grave (15,0%) e muito grave (5,0%).As causas mais comuns de deficiência auditiva foram a perfuração da membrana timpânica (35,5%) e a velhice/presbiacusia (35,5%). A causa mais comum de deficiência auditiva nas mulheres foi a perfuração da membrana timpânica (44,3%), enquanto nos homens foi a velhice (5,5%).

7. A percentagem de deficiência da fala foi de 10,0%, dos quais 37,5% eram mulheres e 62,5% eram homens. Em termos de gravidade, 35% tinham uma deficiência da fala ligeira, seguida de uma deficiência da fala moderada (25%), grave (62,5%) e muito grave (37,5%). Mais homens (62,5%)

sofriam de deficiência da fala do que mulheres (37,5%). As causas da deficiência da fala no presente estudo foram: associada à idade (37,5%), associada à paralisia (25,5%), associada à deficiência auditiva (12,5%), atraso mental (12,5%) e perturbação da voz (12,5%). Verificou-se que a deficiência da fala está significativamente associada ao estatuto socioeconómico e ocupacional.

8. Das 100 deficiências, apenas 66% procuraram tratamento. O comportamento de procura de tratamento para todas as deficiências foi maior nos homens (61,1%) do que nas mulheres (15,4%). O comportamento de procura de tratamento foi maior para a deficiência locomotora, tanto nos homens (47,0%) como nas mulheres (26,0%).Verificou-se que as instituições governamentais eram as preferidas para o tratamento de todos os tipos de deficiência, nomeadamente visual (62,0%), locomotora (96,6%), auditiva (80,0%) e da fala (100%).

9. No caso da deficiência visual, nenhum dos indivíduos do estudo estava a utilizar **medidas de reabilitação**.

10. Para a incapacidade locomotora, 13,6% dos participantes do estudo utilizavam bengalas/canetas e 15,9% utilizavam paquímetros.

11. Relativamente à deficiência auditiva, 25,0% dos indivíduos do estudo utilizavam aparelhos auditivos.

12. Para a deficiência da fala, 25,0% dos sujeitos do estudo estavam a utilizar medidas de reabilitação (terapia da fala).

RECOMENDAÇÕES

As recomendações resultantes deste estudo incluem:

1. As provas mostram que um grande número de casos de deficiência pode ser evitado. As deficiências causadas por má nutrição, contaminação do solo e da água, acidentes, guerras, etc., são altamente evitáveis. Os dados mostram que 70% das deficiências visuais são causadas quer por má nutrição quer por problemas clínicos como a cirurgia às cataratas. Devem ser elaborados programas concretos para que a deficiência causada por estes factores possa ser evitada. Para o efeito, é possível abrir uma célula/unidade separada para a deteção precoce e o tratamento precoce das deficiências. O sistema de cuidados de saúde primários já existente deve ser reforçado.

2. Deve igualmente ser ministrada formação aos médicos, de modo a permitir o tratamento imediato de qualquer deficiência e evitar que esta se transforme em deficiência.

A formação dos trabalhadores de base, tais como os ANM, os LHV e os Aanganwari, deve ser feita para identificar as pessoas com deficiência e também para orientar, motivar e formar os membros da família das pessoas com deficiência para utilizarem da melhor forma os serviços de saúde existentes.

Devem ser organizadas palestras de sensibilização ou palestras sobre saúde em todas as instituições de saúde para aumentar a sensibilização e o conhecimento sobre a prevenção da deficiência.

3. Os deficientes devem ser informados sobre todos os aspectos da segurança social:

a) Medidas de que podem beneficiar.

b) Investir em programas e serviços específicos para pessoas com deficiência. Para além dos serviços gerais, algumas pessoas com deficiência podem necessitar de acesso a medidas específicas, serviços de apoio ou formação. Neste processo, a participação das pessoas com deficiência é de importância primordial, uma vez que estas dão uma visão dos seus problemas e sugerem possíveis soluções.

c) Reforço das capacidades dos prestadores de cuidados de saúde e dos gestores de programas. A capacidade dos recursos humanos pode ser melhorada através de uma educação, formação e recrutamento eficazes. Uma análise dos conhecimentos e competências do pessoal em áreas relevantes pode constituir um ponto de partida para o desenvolvimento de medidas adequadas para os melhorar. A criação de mão de obra através da promoção de novos cursos e do início de cursos de licenciatura e de diploma, como Medicina Física e Reabilitação, resolverá o problema da escassez de mão de obra a longo prazo.

4. Aumentar a conscientização e a compreensão do público sobre a deficiência. Os governos, as organizações voluntárias e as associações profissionais devem considerar a realização de campanhas de marketing social que mudem as atitudes em relação a questões estigmatizadas, como o VIH, as doenças mentais e a lepra. O envolvimento da mídia é vital para o sucesso dessas campanhas e para garantir a disseminação de histórias positivas sobre pessoas com deficiência e suas famílias.

5. A produção de dados representativos com base na comunidade ajudará a planear e executar medidas adequadas para resolver os problemas das pessoas que vivem com deficiência.

6. Dada a magnitude do problema, pode não ser possível ao sistema de saúde enfrentá-lo sozinho. Uma colaboração intersectorial entre o sistema de saúde, os grupos da sociedade civil, o sector público e o sector privado.

7. Nenhum esforço para resolver o problema será bem sucedido sem a participação da comunidade. É necessário envolver a comunidade na conceção e na prestação dos serviços. Se a participação da comunidade for procurada, os problemas de estigma e discriminação também podem ser geridos.

8. A investigação é essencial para aumentar a compreensão do público sobre as questões relacionadas com a deficiência, para informar as políticas e os programas neste domínio e para afetar recursos de forma eficiente. Algumas das áreas importantes de investigação podem ser a qualidade de vida e o bem-estar das pessoas com deficiência; as barreiras aos serviços gerais e específicos e o que funciona para as ultrapassar em diferentes contextos; os programas de acessibilidade e de conceção universal adequados a contextos de baixos rendimentos.

9. Os deficientes devem ser informados sobre todos os aspectos da segurança social:

a) Medidas de que podem beneficiar.

b) Investir em programas e serviços específicos para pessoas com deficiência. Para além dos serviços gerais, algumas pessoas com deficiência podem necessitar de acesso a medidas específicas, serviços de apoio ou formação. Neste processo, a participação das pessoas com deficiência é de importância primordial, uma vez que estas dão uma visão dos seus problemas e sugerem possíveis soluções.

c) Reforço das capacidades dos prestadores de cuidados de saúde e dos gestores de programas. A capacidade dos recursos humanos pode ser melhorada através de uma educação, formação e recrutamento eficazes. Uma análise dos conhecimentos e competências do pessoal em áreas relevantes pode constituir um ponto de partida para o desenvolvimento de medidas adequadas para os melhorar. A criação de mão de obra através da promoção de novos cursos e do início de cursos de licenciatura e de diploma, como Medicina Física e Reabilitação, resolverá o problema da escassez de mão de obra a longo prazo.

RESUMO DA TESE

Foi efectuado um estudo transversal de base comunitária em Harijan Basti, Palam, situada no sudoeste de Deli. Esta zona faz parte da área de influência do Centro de Saúde Primário de Palam, que é uma das áreas de prática de campo para a formação de estudantes de licenciatura e pós-graduação do Departamento de Medicina Comunitária do Lady Hardinge Medical College. Os objectivos eram "estudar o padrão de várias deficiências físicas, nomeadamente locomotoras, visuais, da fala e auditivas, e descobrir o comportamento de procura de tratamento e reabilitação relacionado com estas deficiências entre os sujeitos do estudo".

METODOLOGIA

Foi efectuado um estudo transversal de base comunitária em Harijan Basti, Palam. Trinta por cento do total de adultos (20 anos ou mais), ou seja, 1300 adultos, foram seleccionados e examinados para o estudo. O estudo foi realizado entre outubro de 2010 e março de 2012, tendo o período de recolha de dados decorrido entre janeiro de 2011 e dezembro de 2011. A primeira casa foi selecionada por amostragem aleatória e, em seguida, foi selecionada uma em cada três casas. Todos os adultos da casa foram alistados e explicados sobre o objetivo do estudo, tendo sido obtido o consentimento informado por escrito.

Os dados foram recolhidos utilizando um formulário pré-concebido, semi-estruturado e pré-testado. Foi utilizada uma **amostragem aleatória sistemática** para selecionar os agregados familiares. As pessoas que concordaram em participar foram incluídas no estudo após consentimento informado por escrito, foram entrevistadas e rastreadas quanto a deficiências locomotoras, visuais, de fala e auditivas. Qualquer pessoa com deficiência foi examinada em pormenor e classificada em conformidade. O comportamento de procura de tratamento e de reabilitação foi avaliado através do registo de uma história pormenorizada sobre o início da deficiência e o acompanhamento do tratamento. Após um exame completo e pormenorizado, os indivíduos do estudo que necessitaram de encaminhamento foram reencaminhados para centros de referência superiores, incluindo o Deen Dayal Upadhyay Hospital, Harinagar; o Safdarjung Hospital e o Lady Hardinge Medical College, para mais informações.

gestão.

RESULTADOS DO ESTUDO

O estudo revela claramente que a deficiência visual é o tipo de deficiência mais prevalente que afecta a população adulta (>20 anos) na Índia. As deficiências visuais e auditivas são mais frequentes na população idosa. Além disso, o início da deficiência locomotora e da fala ocorreu sobretudo em idades precoces, ao passo que o início da deficiência visual e auditiva se concentrou sobretudo em idades mais avançadas. A deficiência grave concentrou-se nas idades mais avançadas. A catarata, o erro refrativo e o traumatismo foram as principais causas de problemas visuais na Índia. Os resultados do estudo indicam que a poliomielite, as lesões que não queimaduras, outras doenças, o acidente vascular cerebral, a artrite e a paralisia cerebral são as principais causas de deficiência locomotora. O estudo revela também que as lesões, seguidas das doenças associadas à idade, são a principal causa de deficiência na Índia. Do mesmo modo, a velhice, a perfuração da membrana timpânica, a descarga do ouvido, as lesões e a deficiência auditiva congénita foram as principais causas de problemas auditivos. Além disso, o envelhecimento, a paralisia, a doença/retardamento mental, as perturbações da voz e as lesões foram as principais causas dos problemas da fala.

No que se refere ao comportamento de procura de tratamento, de 100 deficiências em 87 indivíduos dos 1300 examinados, só foi procurado tratamento para 66% das deficiências. O comportamento de procura de tratamento para todas as deficiências foi maior nos homens do que nas mulheres O comportamento de procura de tratamento foi maior para a deficiência locomotora, tanto nos homens como nas mulheres De todas as deficiências, o comportamento de procura de tratamento foi menor para a deficiência auditiva, tanto nos homens como nas mulheres As instituições governamentais foram preferidas para o tratamento de todos os tipos de deficiência, nomeadamente visual, locomotora, auditiva e da fala. No entanto, no caso da deficiência locomotora, também se procurou tratamento junto de charlatães.

Este estudo será útil para os prestadores de serviços elaborarem uma melhor política de saúde, programas e medidas preventivas conexas que possam servir de remédio para reduzir o peso da deficiência nos diferentes grupos populacionais da área de estudo.

Anexo I

ABREVIATURAS

As abreviaturas mais utilizadas neste estudo são apresentadas em seguida de forma alargada;

BRFSS------------------ Behavioural Risk Factor Surveillance System

CDC------------------- Centre for disease control

CBR------------------- Community-based rehabilitation

DALY----------------- Disability adjusted Life Years

DISTAT--------------- Disability Statistic's

ESCAP--------------- Economic and Social Commission for Asia and the Pacific

GBD-------------------- Global Burden of Disease

HI------------------------Hearing impairment

ICIDH------------------ International Classification of Impairments, Disabilities, and Handicaps

ILO---------------------International labour organisation

NSSO-------------------National Sample Survey Organisation

ROM------------------- Range of motion

SEAR-------------------South East Asian Region Countries

SES---------------------Socio-Economic Status

UN---------------------- United Nations

WHO-------------------World Health Organisation

YLD---------------------Year lived with disability

Anexo II

ESCALA DE KUPPUSWAMY MODIFICADA

ITEM **PONTUAÇÃO**

1. EDUCAÇÃO DO CHEFE DE FAMÍLIA

A. PÓS-GRADUADO/PROFISSIONAL7

B. GRADUADO6

C. ESCOLA SECUNDÁRIA SÉNIOR5

D. ESCOLA SECUNDÁRIA4

E. ESCOLA MÉDIA3

F. ESCOLA PRIMÁRIA2

G. ILITERADO1

2. ACTIVIDADE PROFISSIONAL DO CHEFE DE FAMÍLIA

A. PROFISSIONAL10

B. SEMIPROFISSIONAL6

C. ESCRITURÁRIO/PROPRIETÁRIO DE LOJA/AGRICULTOR5

D. TRABALHADOR QUALIFICADO4

E. TRABALHADOR SEMIQUALIFICADO3

F. TRABALHADOR NÃO QUALIFICADO2

G. DESEMPREGADO1

RENDIMENTO PER CAPITA

A. >2976612

B. 14883-2976510

C. 11162-148826

D. 7442-111614

E. 4465-74413

F. 1503-44642

G. <15021

PONTUAÇÃO NA ESCALA DO ESTATUTO SOCIOECONÓMICO

SUPERIOR 26-29

MÉDIO SUPERIOR 16-25

MÉDIO INFERIOR 11-15

SUPERIOR INFERIOR 5-10

BAIXO <5

BIBLIOGRAFIA

1. Abdel-Hamid O, Khatib O.M.N, A. Aly et al., Prevalence and Patterns of hearing impairment in Egypt: a national household survey. Jornal de Saúde do Mediterrâneo Oriental 2007; 13(5)

2. Abdulkabir A A, Francisca N F., Feyisayo G. Refractive ocular conditions and reasons for spectacles renewal in a resource-limited economy. BMC Ophthalmology 2010; 10:12

3. Amarjeet Singh. Burden of Disability in a Chandigarh Village (Carga da Deficiência numa Aldeia de Chandigarh). Jornal Indiano de Medicina Comunitária, Vol. 33(2) abril de 2008

4. B Dineen R R, A Bourne, Z Jadoon et al. Causes of blindness and visual impairment in Pakistan (Causas da cegueira e da deficiência visual no Paquistão): The Pakistan national blindness and visual impairment survey. British Journal of Ophthalmology. 2007 agosto; 91(8): 1005-1010

5. Borker S, Motghare D D., Venugopalan P P et al. Study of Prevalence and Types of Disabilities at Rural Health Centre Mandur - A Community Based Cross Sectional House to House Study in Rural Goa (Estudo da Prevalência e Tipos de Deficiências no Centro de Saúde Rural de Mandur - Um Estudo Transversal de Base Comunitária Casa a Casa na Zona Rural de Goa). Indian Journal of Physical Medicine and Rehabilitation 2008 outubro; 19 (2):56-60

6. Censo da Índia. Prevalência da deficiência na Índia, Censo 2001. Registo Geral da Índia.

7. Censo da Índia. Prevalência da deficiência na Índia, Censo .2011.Registrar General of India.

8. Chakravarti U. Reflections on National Disability Data (Reflexões sobre os dados nacionais relativos à deficiência). International Journal of Disability Studies, 2005 Jan-Jun; 1(1): 65-79

10. Inquérito encomendado a aldeias em Uttar Pradesh e Tamil Nadu. DFID TF. Banco Mundial.2005

10. Cook J, Clark T, Senner J et al. Prevalência de incapacidade específica do Estado entre adultos - Estados e Distrito de Columbia, BRFSS (Behavioral Risk Fator Surveillance System). CDC.1998.

11. Cruickshanks K.J,Terry L.W,Theodore S.T et al. Prevalência de perda auditiva em adultos mais

velhos em Beaver Dam, Wisconsin.The Epidemiology of Hearing Loss Study. American Journal of Epidemiology .1998; 148(9):879-886

12. Dhaliwal U, Gupta SK. Barriers to the uptake of cataract surgery in patients presenting to a hospital. Indian Journal of Ophthalmology. 2007 Mar-Abr; 55(2):133-6

13. Deficiência e Reabilitação. Plano de Ação da OMS. Genebra. OMS. 2006-2011

14. Disability at a Glance 2010: um perfil de 36 países e áreas na Ásia e no Pacífico.ESCAP.UN.2010

15. Deficiência no Bangladesh: Uma análise da situação. Laboratório Dinamarquês de Bilharzíase. República Popular do Bangladesh. Banco Mundial. 2004 maio

16. Manual da Deficiência. Comissão Nacional dos Direitos Humanos da Índia. 2005

17. Pessoas com deficiência na Índia. 58ª ronda do NSS: Organização Nacional de Inquérito por Amostragem, Ministério da Estatística e Implementação de Programas. Governo da Índia. dezembro de 2003. Relatório nº 485 (58/26/1)

18. E.Odding. Deficiência Locomotora em Idosos: Um estudo epidemiológico da sua ocorrência e determinantes numa população geral de 55 anos ou mais. O Estudo de Roterdão (Tese de Doutoramento). Departamento de Epidemiologia e Bioestatística, Universidade Erasmus. 1994

19. Fitaw Y, Boersma J.M.F. Prevalência e impacto da deficiência no noroeste da Etiópia 2006; 28 (15).949-953

20. Giri, Purushottam A. Distúrbios otorrinolaringológicos numa população geriátrica: Um estudo de um hospital rural de cuidados terciários na Índia. Jornal Médico Australasiano (Online):2010

21. Greville K A. Hearing impaired and deaf people in New Zealand: population numbers and characteristics (Tese de Doutoramento). Nova Zelândia: 2001

22. G Venkata, S Murthy,S K Gupta et al. Estimativas actuais da cegueira na Índia. British Journal of Ophthalmology 2005; 89:257-260

23. Halde S. Rehabilitation of the disabled women: need of a holistic approach (Reabilitação de mulheres com deficiência: necessidade de uma abordagem holística).

24. Hosain G.M, Chatterjee N. Health Care Utilisation by Disabled Persons: A Survey in Rural Bangladesh 1998; 20:337-45.

25. Classificação Internacional de Deficiências, Incapacidades e Desvantagens. Um manual de classificação relativo às consequências da doença. Organização Mundial de Saúde. Genebra: OMS; 1980

26. Jamison DT, Breman JG, Measham AR, et al. Disease Control Priorities in Developing countries (Prioridades de controlo das doenças nos países em desenvolvimento). 2ª Edição. Washington (DC): Banco Mundial; 2006.

27. Joan Vermeulen, Jacques CL Neyens, Erik van Rossum et al. Predicting ADL disability in community-dwelling elderly people using physical frailty indicators: a systematic review. BioMedCentral Geriatrics 2011, 11:33

28. Joshi K, Kumar R, Avasthi A. Morbidity profile and its relationship with disability and psychological distress among elderly people in Northern India (Perfil de morbilidade e sua relação com a incapacidade e o sofrimento psicológico entre os idosos do Norte da Índia). International Journal of Epidemiology, 2003; 32: 978-987.

29. Karkee R, Yadav BK, Chakravartty A et al. Prevalência e características da deficiência na zona oriental do Nepal. Jornal Médico da Universidade de Katmandu .2008; 6(1), 94-97

30. Keefe P O. People with Disabilities in India (Pessoas com deficiência na Índia): From Commitments To Outcomes (Dos compromissos aos resultados). Unidade de Desenvolvimento Humano da Região da Ásia do Sul. Banco Mundial; 2007 maio

31. Kelleher S P. Prevalência de deficiência auditiva e distúrbios do ouvido em Beni, Bolívia: um estudo de base populacional (Tese de Doutorado). Faculdade de Medicina da Universidade de Yale. 2011

32. Kovai V,Krishnaiah S,Thomas R et al. Barriers to accessing eye care services among visually impaired populations in rural Andhra Pradesh, South India.Indian Journal of Ophthalmology.2007 September-October; 55(5):365-371

33. Kumar SG,Roy G,Kar SS.Deficiência e serviços de reabilitação na Índia: Issue and challenges. Journal of Family Medicine and Primary Care [Serial online] services in India: Issues and Challenges. 2012; 1 (1): 69-73

34. Lalit Dandona, Rakhi Dandona. Qual é o peso global da deficiência visual? BioMedCentral Medicine. 2006; 4: 6.

35. Little P, Bridges A, Guragain R. et al. Deficiência auditiva e patologia do ouvido no Nepal. The Journal of Laryngology & Otology 1993 maio; 107: 395-400

36. Maberley Da, Hollands H, Chuo J, The Prevalence Of Low Vision And Blindness In Canada (A prevalência da visão subnormal e da cegueira no Canadá). Eye (Londres). 2006 Mar; 20(3):341-6.

37. Mansur M Rabiu. Cataract blindness and barriers to uptake of cataract surgery in a rural community of northern Nigeria (Cegueira por catarata e barreiras à cirurgia de catarata numa comunidade rural do norte da Nigéria). British Journal of Ophthalmology. 2001; 85:776-780

38. Mathers C., A. Smith, e M. Concha. "Global Burden of Adult-Onset Hearing Loss in the Year 2002". Organização Mundial de Saúde. Genebra, OMS; 2005

39. Ministério da Justiça Social e do Bem-Estar, Governo da Índia, Nova Deli, 1986 2004

40. Mitra S, Posarac A, Vick B. Disability and Poverty in Developing Countries (Deficiência e Pobreza nos Países em Desenvolvimento): A Snapshot From the World Health Survey. Banco Mundial. 2011. abril. Relatório n.º: 1109

41. Mohapatra C S. Disability management in India -challenges and commitments (Gestão da deficiência na Índia - desafios e compromissos). Instituto para os Deficientes Mentais

(NIMH).Secundrabad.2004

42. Mont D. Measuring Disability Prevalence (Medir a prevalência da deficiência). Banco Mundial. 2007.março; Relatório No.:0701

43. Nirmalan P K, Thulasiraj R D, Maneksha V et al.A population based eye survey of older Adults in Tirunelveli district of south India: blindness, cataract surgery, and visual outcomes. British Journal of Ophthalmology 2002; 86:505-512

44. Norain N H, Bulgiba A, Cumming R.G et. Prevalência e correlações de incapacidade física e limitação funcional entre os idosos que vivem na comunidade na zona rural da Malásia, um país de rendimento médio. BioMedCentral Public Health 2010; 10:492

45. Osman A, Rampal K G. A Study of Loco Motor Disabilities In A Malay Community In Kuala Selangor (Estudo das Deficiências Locomotoras numa Comunidade Malaia em Kuala Selangor). Jornal Médico da Malásia, 1989; 44(1):69-74.

46. Patel S.K. An Empirical Study of Causes of Disability in India (Estudo empírico das causas de incapacidade na Índia). The Internet Journal of Epidemiology.2009; 6 (1):24-28.

47. Pati R.R. Prevalence and Pattern of Disability in a Rural Community in Karnataka (Prevalência e padrão de deficiência numa comunidade rural em Karnataka). Jornal Indiano de Medicina Comunitária.2004; 29 (4)

48. Prevalência e causas da deficiência locomotora na comunidade que vive perto do centro de saúde rural em Goa: A Community-Based Study. Jornal Indiano de Medicina Comunitária.2010; 35 (3):448-449

49. Rajadhyaksha M. 56% mais famílias conjuntas na cidade do que há 10 anos. The Times of India 2012, 24 de março.

50. Resnikoff S, Pascolini D, Daniel Etya'ale et al. Global data on visual impairment (Dados globais sobre a deficiência visual). Boletim da Organização Mundial de Saúde. novembro de 2004, 82 (11)

51. R.Deepthi, Kasthuri, A.Visual and Hearing Impairment Among Rural Elderly Of South India (Deficiência visual e auditiva entre idosos rurais do sul da Índia): A Community-Based Study. Geriatria e Gerontologia Internacional.2012; 12: 116-122

52. Relatório da Primeira Consulta Informal sobre o Desenvolvimento de Programas Futuros para a Prevenção da Surdez e da Deficiência Auditiva. Organização Mundial de Saúde. Genebra: OMS1997.

53. Reynolds Dl, Chambers Lw, Badley Em, Et Al. Physical Disability Among Canadians Reporting Musculoskeletal Diseases (Incapacidade física entre canadianos que referem doenças músculo-esqueléticas). Rheumatology. 1992; 19(7):1020-30

54. Roth T.N., Hanebuth D., Probst R. Prevalence of age-related hearing loss in Europe: a review. European Archives of Oto-Rhino-Laryngology. 2011 agosto; 268(8): 1101- 1107.

55. Scott D. Nash, Cruickshank K.J., Ronald Klein et al. The Prevalence of Hearing Impairment and Associated Risk Factors: The Beaver Dam Offspring Study. Achieves Of Otolaryngology- head neck surgery.(publicado online) 2011 fevereiro;E1-E8

56. Shah E, Wannamethee S G, Whincup P. Locomotor disability in a cohort of British men:the impact of lifestyle and disease. Revista Internacional de Epidemiologia.2000;29:478-486

57. Shashi Kant, Puneet Mishra, Anil Goswami. Morbidity among Elderly Persons Residing In a Resettlement Colony of Delhi (Morbilidade entre os idosos que residem numa colónia de reinstalação de Deli). Jornal Indiano de Medicina Social Preventiva.2004; 35 (1)

58. Shekhar B Padhyegurjar1, Manasi S Padhyegurjar. Cross-Sectional Study of Locomotor Disabilities in Urban Slum Area of Mumbai (Estudo transversal de deficiências locomotoras em bairros degradados urbanos de Bombaim). Jornal Nacional de Medicina Comunitária. Out-Dez; 2 (3) 2011

59. Shirzadeh E, Bolourian A., Mohamadi N.M. A Survey of Impaired Vision and the Common Etiologic in the Rural Population of Sabzevar, Iran (Um estudo sobre deficiência visual e a etiologia

comum na população rural de Sabzevar, Irão). Jornal de Investigação em Ciências Médicas.2007.2.19-23

60. Snellingen T, Shrestha BR, Gharti MP et al. Socioeconomic barriers to cataract surgery in Nepal: the South Asian cataract management study British Journal of Ophthalmology 1998 Dec; 82(12):1424-8

61. Situação da audição e dos cuidados auditivos na região do Sudeste Asiático. Gabinete Regional da OMS para o Sudeste Asiático. OMS-SEARO.2009

62. Sagar B, Motghare D D., Venugopalan P P et al. Study of Prevalence and Types of Disabilities at Rural Health Centre Mandur - A Community Based Cross Sectional House to House Study in Rural Goa (Estudo da Prevalência e Tipos de Deficiências no Centro de Saúde Rural de Mandur - Um Estudo Transversal de Base Comunitária Casa a Casa na Zona Rural de Goa). Indian Journal of Physical Medicine and Rehabilitation 2008 outubro; 19 (2):56-60

63. Schuller Ilse, Wim H, Beise K. A forma como as mulheres vivenciam as deficiências, especialmente as relacionadas com a lepra, nas zonas rurais do Sul de Sulawesi, Indonésia.Asia Pacific Disability Rehabilitation Journal.2005;21(1)

64. Srinivasan H. Rehabilitation of leprosy-affected persons (Reabilitação de pessoas afectadas pela lepra). Indian Journal of Leprosy.2003; 75 (2) 91-108.

65. Thomas M, Kaiwara P.S, Programa de Reabilitação com Base na Comunidade. Community based Rehabilitation of people with Disabilities in Kaiwara, Primary Health Centre Area. Uma iniciativa do MSRMC e do relatório da OMS sobre o Programa de Reabilitação Baseada na Comunidade de Ashakirana- Kaiwara, Bangalore 2004

66. Tones K. Health education, behaviour change and public health, in oxford of public health (edição 3rd), Nova Iorque: Oxford University Press 1997; 2: 787-788.

67. Vashist K. P. An epidemiological study of physical disabilities in a rural community of Delhi (Estudo epidemiológico das deficiências físicas numa comunidade rural de Deli). [Tese de

doutoramento]. Faculdade de Medicina Lady Hardinge. Universidade de Delhi.1998

68. OMS. Relatório sobre a Saúde no Mundo 1998. A vida no século XXI: Uma visão para todos. Organização Mundial de Saúde: Genebra; 1998.

69. OMS: Formação na comunidade para pessoas com deficiência. Organização Mundial de Saúde, Genebra, 1989.

70. Organização Mundial de Saúde. Relatório mundial sobre a deficiência.2011.OMS.Banco Mundial.

71. Organização Mundial de Saúde (setembro de 1978), Declaração de Alma-Ata: Conferência internacional sobre cuidados de saúde primários, Alma-Ata URSS, 1978. OMS Genebra, 6-12

72. Xu L, Wang Y, Li Y et al. Causas da cegueira e da deficiência visual nas zonas urbanas e rurais de Pequim: o Beijing Eye Study. Ophthalmology. 2006 Jul; 113(7):1134.E1-E11

73. Yiengprugsawan V, Anthony Hogan, David Harley et al. Epidemiological Associations of Hearing Impairment And Health Among A National Cohort Of 87 134 Adults In Thailand (Associações Epidemiológicas de Deficiência Auditiva e Saúde numa Coorte Nacional de 87 134 Adultos na Tailândia). Jornal de Saúde Pública da Ásia-Pacífico 2011Maio

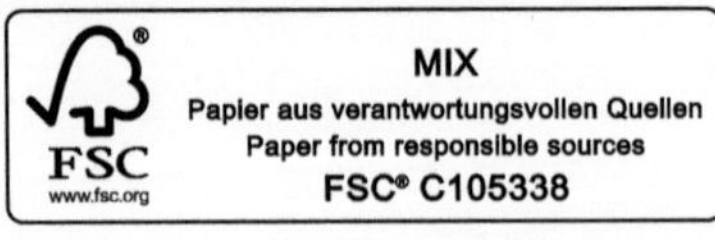

Printed by Books on Demand GmbH, Norderstedt / Germany